DU CALCUL

APPLIQUÉ A LA MÉDECINE.

MONTPELLIER. Imprimerie de Mme veuve Avignon. — 1838.

DU CALCUL

APPLIQUÉ A LA MÉDECINE

COMME COMPLÉMENT

DE LA THÉORIE, DES FAITS ET DES RAISONNEMENS

SUR LESQUELS DOIVENT ÊTRE FONDÉES

LA PATHOLOGIE, LA THÉRAPEUTIQUE ET LA CLINIQUE;

Par L.-F. GASTÉ, D. M. P.,

Médecin des salles militaires de l'hospice des cliniques de Montpellier, correspondant de l'Académie royale de médecine et de la Société médicale d'émulation de Paris ; des Sociétés royales et académiques de médecine de Strasbourg, Lyon, Marseille, Toulouse, Tours, Niort, etc.

MÉMOIRE PRÉSENTÉ A L'ACADÉMIE DE MÉDECINE,

En réponse à celui sur le *Calcul des Probabilités appliqué à la Médecine*, par M. **RISUENO D'AMADOR,** *Professeur de pathologie et de thérapeutique générales à la Faculté de Médecine de Montpellier, correspondant de l'Académie Royale de Médecine, des Académies de Cadix, Murcie, Bruxelles, Marseille, etc.*

« Additionnez et divisez ces cent-et-un morts. » Pag. 13.

« Prouver par la triple autorité des chiffres, des faits et du raisonnement, comment on peut guérir, et pourquoi on ne guérit pas. » Page 60.

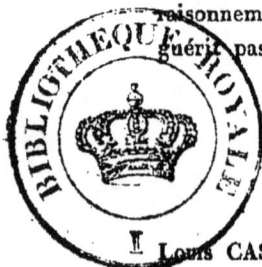

———

MONTPELLIER.

Louis CASTEL, Libraire-Éditeur, 32, Grand'rue.

PARIS.

GERMER-BAILLIÈRE, Libraire, 13 *bis*, rue de l'École-de-Médecine.

1838.

AVANT-PROPOS.

Depuis un temps immémorial, ou du moins depuis que la médecine est érigée en science, depuis Hippocrate jusqu'à nos jours, *les observations* et les faits pathologiques furent pris comme bâse des doctrines qui se sont disputées l'empire de l'art de guérir. Ces nombreuses doctrines parfois si opposées dans leurs principes, eurent toutes, comme cela devait être, la thérapeutique pour objet et la guérison pour but. C'est aussi par des faits, par des observations nouvelles, plus complètes ou différemment appréciées, que l'on découvrit et fit reconnaître les erreurs, la fausseté des théories vieillies, la nécessité de leur en substituer d'autres. Ainsi toute doctrine a eu des faits, des observations, une ou plusieurs vérités pour bâse. Sa vogue s'étendit et dura jusqu'à l'époque où des vérités plus *nombreuses*, des observations plus exactes en firent sentir l'imperfection et se prêtèrent mieux à un système nouveau ou reproduit sous des formes nouvelles. Les plus remarquables de ces doc-

1

trines par le nombre de leurs partisans ou par leur
durée sont, comme cela devait être encore, celles
qui *comptent le plus d'observations* complètes, de principes vrais nouvellement aperçus ou tirés des doctrines
précédentes. Ainsi, avec l'histoire de la médecine,
comme de prime abord, on peut soutenir et prouver que le plus mauvais système, le moins bon, celui
qui eut ou qui aura le moins de durée, est ou sera
celui qui repose sur des principes secondaires, sur
des vérités d'un ordre inférieur, sur *des observations
peu nombreuses* ou incomplètes; tandis que la théorie
la meilleure serait celle qui comprendrait les vérités
de premier ordre, les principes fondamentaux, *la
majorité des observations*, qui servirent de bâse aux
doctrines précédentes.

De ce coup-d'œil sur la médécine en général, sur
les systèmes qu'elle a vu naître et mourir ou se reproduire sous des formes nouvelles, depuis son origine jusqu'à nos jours, si vous passez à l'examen
des faits isolés, à l'étude théorique et pratique des
maladies en particulier, vous voyez encore l'*observation* mise en première ligne pour acquérir la connaissance de chacune d'elles. Ainsi, soit que vous veuil-
liez vous instruire dans la théorie, ou dans la pratique de l'art de guérir considéré dans son ensemble
ou dans chaque espèce d'affection morbide, soit que
vous ouvriez un traité de pathologie ou un ouvrage
de clinique, vous trouvez toujours des observations,

comme il vous faut toujours des parties à disséquer ou disséquées, ou tout au moins leurs figures, pour étudier ou enseigner l'anatomie.

Après ce second aperçu sur l'étude théorique et pratique des faits isolés, des maladies en particulier, si vous invoquez le témoignage de tous les médecins, anciens et modernes, depuis le praticien le plus digne de ce nom, jusqu'au médicastre le plus impudent, vous verrez encore que tous font honneur de leurs succès à leurs *observations*, aux inductions qu'ils en savent tirer, au *compte* exact ou approximatif qu'ils en ont fait. Cette assertion reconnue incontestable par les bons comme par les mauvais médecins, fut déposée par un auteur célèbre, Frédéric Hoffmann, comme axiome dans l'un de ses ouvrages : « *Ars medica tota observationibus.* » Et notre objet n'étant pas de prouver que les observations inexactes, mal faites, conduisent à des erreurs, à de fausses doctrines, à la routine sous le voile de l'expérience, nous ne devons ni prévoir ni repousser les objections que l'on en pourrait déduire. En partant d'un principe faux, on arrive forcément à une conclusion erronée, par défaut de justesse d'esprit ou autrement, sciemment ou non. C'est à quoi l'on s'expose, quand on établit des objections qui n'existent pas, ou par une fausse attaque des propositions qui font l'objet d'une argumentation.

Voilà donc l'*observation* reconnue de tous, comme

bâse des systèmes en médecine, de la pathologie, de
la thérapeutique, de la clinique en général et en particulier, comme le guide le plus sûr de tous les praticiens tels qu'ils soient.

Pénétré de ces idées et agissant dans la conviction
que le vrai praticien se forme par l'étude clinique
des affections morbides, comme l'anatomiste dans les
amphithéâtres, nous recueillons, depuis dix-huit ans,
des *observations*, nous les comparons, nous les *comp-*
tons pour en tirer le plus grand profit possible.

Ce que nous fîmes d'abord par sentiment de devoir pour l'étude pratique des maladies, pour justifier
la confiance dont l'administration de la guerre nous
honorait, nous conduisit à savoir que la véritable
expérience, le tact médical, s'acquièrent et croissent
par des travaux prolongés, soutenus, par la collection d'observations nombreuses, variées, justement
appréciées, bien comparées entr'elles, *comptées avec*
exactitude, travaux qui exigent une ferme volonté,
une longue persévérance, plus de jugement que d'esprit, dont tout le monde n'est pas capable et qui nous
ont valu la double satisfaction de trouver dans l'expérience acquise de la sorte, des lumières pour l'a-
venir et des témoignages d'estime de plusieurs de ceux
de nos confrères, qui ont lu ou reproduit les comptes-rendus de notre pratique publiés dans plusieurs
recueils de médecine, nommément dans le Journal
Universel des Sciences Médicales.

La continuation de ces travaux, *le compte fait* de ces maladies, les relevés que nous en conservons, nous suggéraient le désir de connaître quelle est la meilleure doctrine, quel pourrait être le praticien le plus expérimenté, le plus heureux; questions fort importantes ayant pour objet immédiat, essentiel, la vie et la santé de l'homme; questions dont la solution nous paraissait alors impossible, dont on peut cependant approcher de bien près, comme vous le verrez bientôt.

Engagé dans cette voie, avec de telles inclinations pour l'étude pratique de la médecine, contrairement à nos symphaties, à notre ambition, en raison des exigences d'une profession où l'abnégation la plus absolue de soi-même n'est pas la moindre de ses dures conditions, nous fûmes chargé du service médical d'une division de fiévreux dans l'hospice des cliniques de Montpellier. Là, depuis deux ans passés, mettant journellement en pratique la méthode que nous avons adoptée pour le traitement et l'observation des maladies, nous nous sommes convaincus bien vite de ses avantages et de sa supériorité; car, comme vous le verrez dans la deuxième partie de ce mémoire, nous avions sous les yeux des points de comparaison d'une haute importance, très probans; et nous avons été le premier à les apprécier, à en tirer le meilleur parti.

Les résultats si remarquables d'une pratique appuyée sur des observations multipliées, sur des *faits comptés* par de nombreux témoins, nous portèrent à les soumettre au jugement des corps savans. En cela, nous avons suivi la marche commune aux amis des sciences et de l'humanité qui croient avoir découvert un fait utile, un point de doctrine important. Le sentiment qui nous dirige est donc celui qui a fait mouvoir le spirituel auteur du mémoire sur *le Calcul des Probabilités appliqué à la Médecine*. Ainsi, dans l'intention de faire juger notre pratique par des hommes compétens, nous avons soumis à la société royale de médecine de Toulouse, le *compte-rendu* des maladies observées et traitées dans l'hospice St.-Éloi, *pendant le premier semestre de* 1836, et non pendant l'année 1836, comme l'a dit son rapporteur. Il n'y avait point encore de rapport fait et nous n'avions point reçu les encouragemens, les nouveaux témoignages d'estime dont la société nous honora au sujet de ce travail, quand nous en présentâmes un autre du même genre à l'institut de France, académie des sciences, le 2 décembre 1836. Celui-ci bien supérieur au premier, traite des maladies observées pendant le deuxième semestre de cette année-là. Il a pour objet la démonstration de ces deux propositions :

1º *Celui qui sait le mieux traiter* (1) *une maladie aiguë est le plus capable de prévenir son passage à l'état chroni-*

---

(1) On a mis par erreur *guérir* ou lieu de *traiter*, à la page 99 ci-dessous.

que et de prolonger le plus long-temps possible l'existence
de celui qui souffre d'une maladie irrémédiable;

2° *La pratique de la médecine est parfois au-dessous*
des découvertes et des immenses travaux dont cette science
s'est enrichie depuis cinquante ans.

Nous poursuivions nos recherches avec une ardeur
proportionnée aux découvertes utiles, aux faits nombreux qu'elles nous procuraient. Nous avions presque achevé le compte-rendu de notre pratique, pour
le premier semestre de 1837, lorsque nous apprîmes
par le bulletin de l'académie de médecine dont nous
devons la communication à l'obligeance de notre estimé confrère, le professeur Bourquenod, l'un des médecins des hôpitaux de Montpellier, que M. Risueno
d'Amador, professeur de pathologie et de thérapeutique générales, à la Faculté de cette Ville, soumettait
à la discussion et au jugement de l'académie son
mémoire sur le *Calcul des Probabilités appliqué à la*
Médecine.

Grande fut notre surprise à la vue de ce médecin
produisant dans Paris dont l'école si justement célèbre, recueille, compare, pèse, juge et compte journellement tant de faits intéressans, qu'elle peut revendiquer l'honneur d'être celle d'Europe, qui s'attache
davantage, avec le plus de succès, à ce qu'il y a
de plus positif en pathologie et en thérapeutique !
Notre respect, notre admiration pour l'académie ne
furent pas moindres en voyant l'accueil flatteur fait
à cette production d'un homme d'esprit, la louable

tolérance des académiciens qui écoutaient les développe-
pemens de principes opposés aux leurs, soutenant
ceux-ci, attaquant les autres avec une force de raison,
un choix d'expressions, une si haute portée de vue
dans la science, une conviction que rien n'égale, si
ce n'est le sentiment de dignité et de convenance qui
animait les débats de cette mémorable controverse,
dispute vraiment scientifique pour le fond et dans ses
formes.

Les argumens, les objections présentées avec autant
de talent que de force logique, nous paraissaient avoir
éclairé l'opinion de l'académie, épuisé l'attention des
médecins du dehors, lorsqu'il nous vint à l'esprit de
pouvoir concilier des opinions divergentes sur une
question envisagée d'une manière trop générale par
les uns, trop exclusive, trop restreinte, par d'autres.
Cette réflexion nous rappelant aussitôt que pour nous
le calcul des maladies et de leurs observations, n'est
pas une méthode, mais bien un complément, une preuve de la valeur de la théorie, des raisonnemens et
des faits dont on doit se servir en pathologie et en
thérapeutique, nous avons pensé devoir en faire l'objet d'un mémoire que nous divisons en deux parties :

1° *Examen et discussion des propositions émises par
M. le professeur d'Amador.*

2° *Du Calcul appliqué à la médecine comme complément de la théorie, des faits et des raisonnemens sur lesquels doivent être fondées la pathologie, la thérapeutique
et la clinique.*

Tel est le travail que nous présentons à l'académie sur une question fondamentale de médecine,
dont la discussion a produit tant de preuves de talent,
de dignité, devant laquelle nous avons reculé d'abord,
à laquelle nous eussions renoncé, si des faits multipliés, bien comptés et la logique naturelle que
nous espérons en tirer ne nous excitaient à combattre,
avec espoir de succès, les principes plutôt que les
formes séduisantes des argumentations de notre spirituel adversaire qui s'est élevé tout à coup, avec
éclat, contre des travaux poursuivis en silence,
auxquels nous croyons, nous, que la meilleure doctrine et la véritable expérience devront un jour l'au-
thenticité de succès incontestables.

Tel était le mémoire que nous adressâmes, le 16
septembre 1837 (1) à l'académie de médecine qui le
renvoya à l'un de ses membres, comme nous l'avons
sçu par son bulletin du 31 octobre suivant. Prévoyant
que ce travail resterait aussi long-temps en souffrance
que celui sur la grippe adressé à l'académie, il y a

---

(1) Voici la lettre d'envoi :

A Messieurs les Membres de l'Académie de Médecine

MESSIEURS,

Dans ma lettre du 21 juillet 1837, j'ai eu l'honneur de demander à l'académie de vouloir bien entendre la lecture
d'un mémoire sur le calcul appliqué à la médecine en réponse
à celui de M. d'Amador. Ce médecin a traité la question à
l'exclusion de toute application pratique. Pour moi, au

un an, en réponse à la lettre du 27 janvier 1837, par laquelle son savant secrétaire perpétuel nous en fit la demande, nous avons continué nos recherches

---

contraire, je fais usage du calcul depuis quinze ans dans les hôpitaux; et, depuis vingt mois consécutifs, dans l'hospice des cliniques de Montpellier. Des circonstances très favorables m'ont enfin donné la conviction que ce précieux moyen sera bientôt *une troisième autorité* qui, réunie à celles des faits et des raisonnemens, servira à faire connaître quelle est la meilleure doctrine, etc., etc. Le calcul appliqué à la médecine, comme je l'entends et comme c'est exposé dans mon mémoire, doit exercer la plus heureuse influence sur la théorie comme sur la pratique de l'art de guérir. Ce sujet est donc d'une bien grande importance; et, par un double sentiment de confiance et de gratitude envers l'académie, je viens lui soumettre cet écrit dans l'espoir que la lecture et l'examen n'en seront point retardés. Quinze années de travaux, vingt mois de comparaisons journalières pour la science et l'humanité ne solliciteront pas vainement un tour de faveur et la bienveillante attention de l'académie.

Veuillez, Messieurs, me faire savoir si mes sollicitations sont accueillies et le jugement qu'aura porté l'académie sur le travail que j'ai l'honneur de lui présenter.

Je suis avec un profond respect, Messieurs, votre très humble,

Le Médecin correspondant de l'Académie de Médecine,

GASTÉ.

Montpellier, le 16 septembre 1837.

sur l'application pratique du calcul des probabilités, *comme troisième autorité*, prêtant un appui solide aux deux autres, l'observation et l'induction qui, à elles seules, furent, sont et seront toujours impuissantes pour démontrer la valeur des systèmes, lequel est supérieur aux autres. Les praticiens les plus exercés, comme les hommes les plus étrangers à la médecine, savent très bien que chaque théorie a des faits, des raisonnemens à produire à l'appui de l'excellence de ses principes : le magnétisme comme l'homoëopathie, l'hippocratisme comme l'humorisme, le vitalisme comme le solidisme, etc., etc.

Le calcul des probabilités dans son application pratique est donc seul capable de mettre un terme à l'anarchie qui règne dans l'enseignement et dans l'exercice de la médecine, de faire cesser la déplorable confusion de ses principes. Comme nous le prouverons plus bas, les erreurs de calcul ne se couvrent pas, tandis que les erreurs de raisonnement, même celles des faits, restent trop souvent voilées. Tout cela justifiera, nous l'espérons, le motif qui nous porte à soumettre ce mémoire au jugemeut de ceux qui exercent ou enseignent la médecine.

Un plus long délai préjudiciable aux grands intérêts que nous mettons en cause, serait inutile et blâmable. L'habitude que nous avions de faire l'application du calcul des probabilités à la médecine, nous avait fait reconnaître, au premier aperçu des malades et des cahiers de visite dont la remise nous fut faite (1), que notre pratique soutiendrait la concurrence , les comparaisons précédemment établies avec notre prédécesseur , lesquelles devaient continuer entre nous et les savans professeurs avec qui nous avions à partager le service de tous les fiévreux , sous-officiers et soldats libres.

Précisément à cette époque, la rentrée à l'hôpital et l'envoi dans notre service de deux militaires épuisés par des maladies chroniques pour lesquelles ils avaient séjourné long-temps ou plusieurs fois dans cet hôpital (2), nous fit proposer au professeur de clinique médicale en exercice de recevoir par tour de semaine la totalité des entrans. Cette proposition fut faite, acceptée ; mise à exécution avec une loyauté réciproque. La part du hasard se trouva restreinte à l'admission des malades , par tour de semaine dans chaque service, ce qui vaut et prouve beaucoup plus que par jours alternatifs.

----

(1) Voy. pag. 120 et tabl. F.

(2) Gentil, fusilier au 26ᵉ de ligne , entré à l'hôpital, le 22 juin 1835 , sorti le 26 janvier 1836 , rentré dans mon service le 29 janvier , mort le 19 avril 1836. Voy. tabl. A.

Faitoux , sergent de canonniers vétérans, entré à l'hôpital Sᵗ-Éloi, le 21 mai 1835, sorti le 9 juillet *idem*.

Rentré le 5 août *idem*, sorti le 14 *idem*.

Rentré le 22 août *idem*, sorti le 20 octobre *idem*.

Rentré dans mon service, le 31 janvier 1836 , mort le 4 avril 1836. Voy. tabl. A.

De là date cette comparaison journalière qui démontre que toutes les doctrines médicales ne sont pas égales ; et ce travail , auquel nous conservons ses formes académiques, fut augmenté des chiffres, des faits et des raisonnemens fournis par six mois de preuves nouvelles, irrécusables, qui le rendent plus digne des médecins à qui nous venons présenter trois mille sept cent cinquante-deux malades dont cent-et-un décédés.

Additionnez et divisez ces cent-et-un morts en défalquant d'abord les deux cadavres portés à l'hôpital, puis ceux des neuf militaires décédés dans le service des blessés et enfin ceux de deux autres malades du service des officiers et consignés fiévreux dont nous sommes chargés exclusivement, comme vous le verrez dans la seconde partie de cet ouvrage , il restera quatre-vingt-huit décédés, savoir, trente-huit dans le service du médecin ordinaire et cinquante dans le service de la clinique médicale.

Ce résultat très remarquable sans doute, n'est pourtant pas celui que nous prisons le plus. Pour nous, il est plus difficile de prolonger la durée d'une maladie irrémédiable que de guérir une maladie curable. Vous savez par combien de moyens on peut atténuer ou dissimuler les revers de sa pratique et comme il est facile de forcer la proportion des guérisons aux décès. Aussi vous apprécierez, nous nous en flattons , les motifs qui nous ont fait rejeter ces petits

moyens. Vous apprécierez le résultat qui nous a donné, pour moyenne, plus de cinquante jours de traitement par malade décédé, pendant son dernier séjour
à l'hôpital, comme plus difficile à obtenir, bien plus
probant, plus important que celui de vingt-six guérisons pour un décès. En cela, le calcul des probabilités, tel que nous l'avons appliqué, est supérieur à tout
autre moyen. Il fournit un appui solide à deux auto-
rités bien respectables, mais impuissantes, les faits
et le raisonnement, et une bonne bâse à la théorie
et à la pratique de l'art de guérir. En effet, en temps
ordinaire et à l'exception des épidémies graves , en
comparant les résultats d'une seule doctrine, plus
la proportion des guérisons aux décès sera forte,
moins sera longue la durée moyenne du traitement
des malades décédés ; *et vice versà*. Mais si vous comparez deux ou plusieurs doctrines entr'elles, la meilleure sera celle 1° *qui obtiendra la guérison dans l'espace de temps le plus court*, 2° *qui aura le moins de
décès*, 3° *qui aura fait vivre le plus possible ceux qui
ont succombé*. Le calcul seul peut en compléter la
démonstration.

Fortifié comme nous l'étions par des études que
nous osons dire continuelles, par une pratique civile
qui s'est toujours étendue en raison de la durée
de nos séjours dans les villes que nous avons ha-
bitées, par une pratique qui nous a mis à portée
de traiter plus de douze mille malades et de faire
ou voir faire plus de mille ouvertures de corps,

nous entrâmes franchement en lice dans l'hospice des cliniques de Montpellier. Nous y vîmes dès le premier jour, que notre doctrine s'y soutiendrait honorablement. Nos conjectures, nos inductions se changèrent vite en certitude arithmétique et nous présentâmes quelques parties de nos travaux aux compagnies savantes. Aujourd'hui, nous en soumettons l'ensemble au jugement des médecins et du public, dans la pensée qu'ils seront moins exigeans que l'antagoniste du calcul des probabilités qui veut qu'une vérité nouvelle ait reçu la sanction des siècles, avant de l'adopter; dans la pensée que vingt-six mois d'épreuves et de conviction, depuis notre entrée en fonctions jusqu'à ce jour, leur suffiront.

Quelle que soit l'opinion du public sur la lutte scientifique et pratique que nous lui dévoilons, il y verra tous nos efforts pour le soulagement et la guérison des malades, pour le triomphe de la meilleure doctrine, pour mériter l'estime des savans professeurs que nous n'avons pas pu ne pas mettre en cause, en attaquant leurs théories avec des chiffres dont il est impossible d'adoucir la forme et la signification, comme nous le ferons si volontiers dans l'exposition de la doctrine dont nous avons fait choix, comparée à celles de ces savans praticiens avec qui nous fûmes d'un parfait accord, sans camaraderie, pour ne point ouvrir à trois autres doctrines qui frappent vainement à la porte de l'hospice Saint-Éloi. Grande et honorable lutte entre un médecin d'armée et deux

professeurs de clinique médicale dans l'illustre et
antique Faculté de Montpellier, lutte qui a pour objet la santé de l'homme et la guérison de ses maladies, lutte entre trois doctrines dont chacune a ses
prétentions et se croit la meilleure, toutes trois parfaitement d'accord pour repousser le magnétisme,
l'homoëopathie, la doctrine dite de la vie universelle,
dans leur application à la pratique de l'art de guérir.
Un autre pourra faire mieux pour un des plus chers
intérêts de l'humanité, pour la gloire de la médecine,
mais nous revendiquons l'honneur d'avoir signalé une
route aussi sûre que nouvelle pour y parvenir.

PREMIÈRE PARTIE.

EXAMEN ET DISCUSSION

DES

PROPOSITIONS ÉMISES

Par M. RISUEÑO D'AMADOR,

DANS SON MÉMOIRE

SUR

LE CALCUL DES PROBABILITÉS APPLIQUÉ A LA MÉDECINE.

L'importante question que nous demandons à traiter devant l'Académie, nous met en face de deux écueils redoutables, celui d'une discussion avancée, déjà fort éclairée, celui de reproduire moins heureusement des argumens connus de part et d'autre. Pour les éviter, il faut se restreindre à un petit nombre d'objections nouvelles et suivre pas à pas l'auteur du mémoire sur le calcul des probabilités dans le plan qu'il a fort bien

tracé pour l'exécution d'une composition dans laquelle
des argumens spécieux sont produits avec tout l'artifice du langage. Le titre qu'il y a mis, *Calcul des
Probabilités* appliqué à la médecine, est une justice
rendue aux partisans de ce moyen pour arriver à ce
qu'il y a de plus positif dans cette science, pour
approcher le plus près possible de la certitude relative. Nous prenons acte de cette concession pour
l'opposer à l'auteur quand il reprochera à ses adversaires de marcher dans la voie et avec l'assurance
des arithméticiens.

§ Ier.

Réplique *à la critique du Calcul des Probabilités en
lui-même et dans ses applications à la thérapeutique.*

La grande question de la certitude en médecine,
objet principal de ce débat scientifique, touche aux
bases de la théorie autant qu'elle intéresse la pratique ; et, sous ce double rapport, c'est assurément
une des plus importantes à resoudre.

La certitude est une assurance pleine et entière
d'une chose ou d'un fait. Elle varie dans ses accep-
tions ; la certitude arithmétique n'est pas la même
que la certitude morale, elle est absolue ou relative.
Quand vous dites deux et deux font quatre, vous par-
lez avec une certitude bien différente de celle que vous

avez en annonçant que tel homme mourra très pro-
chainement, d'après les signes que la vue, l'ouie et
le toucher (l'auscultation et la percussion) vous fournissent sur son état. Celle-ci est une certitude relative, la seule que l'on puisse acquérir en médecine
par des observations multipliées, par un calcul exact
ou approximatif. Pour y parvenir le plutôt et le plus
sûrement possible, ce n'est pas en prenant le calcul
pour seule et unique règle, mais en l'employant
comme preuve ou complément de la théorie qui nous
guide en pathologie et en thérapeutique, comme moyen
de vérifier la valeur des inductions tirées de nos
observations.

Ainsi considéré, le calcul appliqué à la thérapeutique n'est point une méthode et bien moins un
moyen exclusif de toute autre règle propre à la science,
de l'observation, de l'expérience, de l'induction, du
raisonnement; c'est bien moins un jeu de hasard,
comme le prétend M. d'Amador en nous offrant pour
comparaison la pièce de monnaie jetée en l'air, comparaison victorieusement réfutée par un des savans
académiciens, et que nous ne comprenons pas
dans son application au calcul des probabilités médicales, malgré tous les développemens mathémati-
ques auxquels l'auteur à consacré treize pages (15
à 28) de son mémoire (1); car nous ne voyons rien

_____

(1) Dans une note supplémentaire de huit pages (note B),

de commun entre la chance fortuite de la pièce de
monnaie jetée en l'air et une maladie traitée par un
praticien vraiment digne de ce nom, à moins que M.
d'Amador, n'ait passé dans les rangs des détracteurs

---

ayant pour objet de prouver que la connaissance du *nombre*
précis des faits est le plus souvent sans importance,
M. d'Amador parle du nombre exact des volailles d'un dé-
partement, d'éclipse de soleil, de comète, du génie comparé
à la sottise, de la danse, de la psycologie, des feuilles d'un
arbre, des poils d'un animal dont la connaissance du nombre
déterminé ne conduirait à rien, et d'autres choses dont nous
ne voyons ni la portée, ni le rapport avec le calcul des probabilités appliqué à la médecine. Nous repondrons seulement aux deux questions suivantes qu'il nous adresse : « Il
pleut depuis un mois; sauriez-vous me dire si votre confiance dans la continuation de la pluie est augmentée ou
diminuée par cette répétition? » Non. Et qu'est-ce que cela
a de commun avec la question toute médicale que voici :
J'ai traité *mille* fièvres intermittentes et pas *une seule*
lèpre; est-ce une fièvre intermittente ou une lèpre que
j'aurai à traiter demain; et contre laquelle de ces deux
maladies dois-je me munir de remèdes pour le malade, à
quatre lieues d'ici, qui me fait appeler sans m'informer du
mal dont il souffre ?.... « Il y a des maladies qui sont bien
rares : telles que la catalepsie, certaines vésanies, le somnambulisme, etc. Les rayerons-nous du cadre nosologique
parce qu'elles sont moins communes que les inflammations,
je suppose? » Eh, non sans doute ; et pourquoi cette demande
dénuée de tout fondement. Il n'y a pas, que nous sachions,
un seul fait, une seule assertion des médecins que vous
appelez *numéristes*, qui vous donnent droit de leur faire
une semblable question ; et si vous n'en fournissez en

de notre profession qui représentent un médecin les yeux bandés et armé d'un bâton dont il frappe indistinctement la maladie ou le malade. Pour peu qu'on soit avancé dans la science, on repousse avec mépris cette comparaison grossière, et un professeur en médecine doit savoir plus qu'un autre combien elle est inexacte par le fait, et injurieuse dans ses formes, pour des hommes laborieux.

Pour nous, contrairement à l'opinion de M. d'Amador, le nombre des répétitions d'un fait prouve beaucoup en soi pour ou contre la répétition future de ce fait, et cette conclusion fondée sur l'induction et le

---

preuve, vous nous excitez à vous dire par droit de représailles, mais aussi bas que possible, que vos comparaisons, propositions et suppositions, filles d'une imagination qui paraît être bien vive et féconde en hypothèses, heurteront la franchise et la loyauté dont on s'honore en France ; que si vous prêtez à vos adversaires de fausses armes vous les vaincrez sans gloire, ou que vous préférez la forme au fond d'une dispute scientifique.

On dirait à en juger par votre répugnance pour l'énumération des faits et leur judicieuse comparaison, que vous avez pris à tâche de justifier ces vers de Delille si flétrissans pour un médecin indigne de sa profession :

« Là, le long de ces lits, où gémit le malheur,
» Victime des secours plus que de la douleur,
» L'ignorance en courant fait sa ronde homicide,
» L'indifférence observe et le hasard décide » ...

La Pitié.

calcul est tout à la fois philosophique et mathématique. La clinique, l'étude pratique des maladies, nous en fournira des exemples, car nous choisirons nos preuves dans la médecine préférablement; et, dans les sciences accessoires, le moins possible.

Vous avez compté beaucoup de dysenteries à telles époques ou dans telles circonstances; et, d'après vos inductions et vos calculs, vous n'êtes point étonné de les revoir à des époques correspondantes ou dans des circonstances analogues. Vous savez que la lèpre est actuellement fort rare en France et vous n'en avez pas vu *un seul* cas dans une pratique déjà longue. N'en conclurez-vous pas que vous ne l'observerez probablement point? Vous avez dix fièvres intermittentes simples à traiter et vous les guérissez toutes, conformément au pronostic que vous en avez porté, parce que l'induction, l'observation et le raisonnement, la collection ou le calcul des faits, vous ont appris comment et pourquoi on obtient ces résultats. Au contraire, vous avez dix encéphalo-méningites (fièvres cérébrales) à traiter et vous en guérissez seulement sept ou huit, ainsi que vous l'avez pronostiqué. Ceci est encore conforme aux connaissances acquises par l'observation et le raisonnement, par le calcul des faits. Ce calcul n'exclut point les considérations relatives au sexe, à l'âge, au tempérament, à la violence, à l'ancienneté de la maladie, à une infinité d'autres circonstances.

Dans ces deux derniers cas, le calcul peut acquérir

une valeur bien plus grande. Supposez (1) deux médecins guidés par des principes différens, même opposés,
chacun ayant vingt fièvres intermittentes et vingt
pneumo-pleurites à traiter, dans des circonstances et
avec des analogies aussi égales que possible. Le
terme moyen de la durée du traitement des fièvres
intermittentes d'une série aura été de huit jours pour
chaque ; tandis qu'il a été de douze jours dans l'autre,
une ou deux de ces fièvres ayant été suivies ou d'un
engorgement dans l'abdomen, ou d'un catarrhe pulmonaire ou d'une hydropisie. Le calcul ne vous est-
il pas nécessaire, indispensable, pour corroborer,
confirmer les inductions que vous tirerez de l'observation de la comparaison de tous ces faits. Et si, dans
le traitement des pneumo-pleurites observées de part
et d'autre, vous reconnaissez qu'une seule a été suivie de décès dans un des deux services, la durée
moyenne du traitement ayant été de 20 à 25 jours ;
tandis que dans l'autre il y a eu deux décès, une ou
deux terminaisons incomplètes (passage à l'état chronique) et une durée moyenne de 25 à 30 jours de
traitement, ne serez-vous pas frappé des lumières
répandues par le calcul sur vos raisonnemens à cet
égard? Vous serez pleinement satisfait de découvrir
dans vos *additions*, *soustractions*, *divisions*, dans vos
chiffres enfin, la confirmation de ce que votre esprit

(1) Au lieu de supposer, je pourrais affirmer, en m'appuyant sur la pratique ; mais ce serait une anticipation.

observateur, votre jugement droit vous ont fait apercevoir de prime abord ou par *approximation*.

A cette occasion M. d'Amador revient sur le sujet
tant controversé des purgatifs et de la saignée *coup
sur coup*, par opposition à l'expectation dans le
traitement de la fièvre dite typhoïde, et il s'empresse
de conclure de la différence ou de l'opposition numérique des résultats obtenus ou produits par divers
praticiens, que le calcul des probabilités appliqué
à la médecine est erronné, hérissé de difficultés
inextricables parmi lesquelles il en énumère que
nous allons reproduire littéralement ; les unes, vain-
cues ou n'existant pas pour nous, font une des bâses
de la seconde partie de ce mémoire, les autres devant
être réfutées de suite. Les voici : (p. 30) « *Tous ces
hôpitaux sont-ils également salubres?* Tous ces praticiens
sont-ils également exacts ? *Tous les malades étaient-ils
dans les mêmes conditions ? Ont-ils été traités tous dans la
même saison de l'année ? etc.* » Pour ce qui nous concerne, nous répondrons affirmativement à trois de ces
questions d'une difficulté insurmontable pour M. d'A-
mador et nous nous en remettrons à vous, Messieurs,
pour juger celle sur laquelle nous nous abstenons. Mais
poursuivons la citation. « Et si l'expérience de quelques jours établit une probabilité, il est à présumer
aussi que l'opinion des *siècles passés* a la sienne ;
et probabilité pour probabilité, celle qui se présen-
terait avec le constant témoignage de vingt-deux
siècles ne vaudrait-elle pas mieux que celle de

quelques années ? (1) » Ce n'est pas cela du tout : votre argumentation tend à nier ou à déprécier à l'excès les importantes découvertes dont la médecine, comme toute autre science, s'est enrichie depuis vingt-deux siècles. Elle a élagué aussi irrévocablement ce qu'elle avait de faux alors, qu'elle a conservé précieusement ce qui fut toujours vrai, qu'elle a mis de soin à s'enrichir d'acquisitions nouvelles, depuis cinquante ans surtout. Votre expérience actuelle est bien plus sûre, vos témoignages sont bien plus positifs que ceux des siècles passés. Permettez-nous, Messieurs, de vous en offrir une seule preuve. Quand les médecins disaient, il y a deux ou trois mille ans : celui qui crache du pus, qui est fort émacié et miné par des sueurs ou un dévoiement colliquatifs mourra, ils parlaient avec une certitude relative moins précise que les modernes qui disent : indépendamment des symptômes susmentionnés, l'auscultation et la percussion nous ont fourni d'autres signes à l'aide desquels nous avons reconnu dans l'un ou les deux poumons des cavernes, des foyers plus ou moins remplis de pus et d'autres désordres au delà desquels l'existence ne peut plus se prolonger, les faits bien comparés, bien comptés par nous, nous ayant appris que la destruction presque ache-

---

(1) A vrai dire, si M. d'Amador exige qu'une vérité nouvelle ait reçu la sanction des siècles avant de l'accueillir, nous désespérons de lui en faire admettre aucune.

vée d'un ou des deux poumons, l'ulcération profonde, multipliée des intestins sont incompatibles avec
l'existence, parce qu'on ne peut vivre avec un pou-
mon de cire ou un intestin de gomme élastique,
comme on vit avec un œil d'émail, une jambe de
bois, etc. Voilà ce que l'anatomie pathologique et
la physiologie nous ont appris, ce que les anciens
ignoraient complétement. « Voyez donc, dit en ter-
minant notre spirituel auteur, quelle prodigieuse
quantité d'élémens nouveaux entrent dans le calcul
et l'envahissent de toutes parts ! Essayez, même
par l'imagination, d'en mesurer les difficultés, et
vous reculerez épouvantés ! » Ainsi tant de travaux
à poursuivre, tant de veilles à passer, tant de
recherches à faire, vous effrayent : vous n'osez
pas les aborder, même pour le bon exemple de
vos disciples, pour l'encouragement de la postérité !
Et, peut-être, avez vous raison, pour votre repos
et vos succès dans le monde.

En vous accordant que le calcul des probabilités
appliqué à la médecine est trop obscur encore nous en
concluons que, loin de le repousser comme indigne
de toute confiance, vous devez, vous M. d'Amador,
l'examiner plus sérieusement et ne pas le traiter comme des théories rejetées par antipathie ou par esprit
de paresse. N'est-ce pas le propre de toute vérité nouvelle d'exciter une réaction proportionnée à son importance ? Vous savez, Messieurs, les collisions que
firent naître les admirables découvertes de la circu-

lation et de la vaccine, sans parler des mille autres, en tout genre, qui font tant d'honneur à l'esprit humain, la richesse actuelle des sciences et des arts. Des considérations précédentes, nous concluons :

Que, le calcul des probabilités appliqué à la médecine, comme *complément* de la théorie, des faits et des raisonnemens, confirmera la valeur des principes adoptés en pathologie et en thérapeutique ;

Que, par la *triple autorité* des chiffres, des faits et du raisonnement, on parviendra à connaître comment on peut traiter le mieux une maladie aiguë, prévenir son passage à l'état chronique, prolonger le plus long-temps possible l'existence de celui qui souffre d'une maladie irrémédiable.

Passons avec l'auteur à des considérations plus immédiatement liées à la médecine pratique que celles déjà fournies par lui. « La probabilité, dit-il, n'est en quelque sorte que le substitut de la certitude ; elle doit être bien forte pour remplir ses fonctions avec quelqu'apparence de raison et de succès... C'est aussi notre avis. Mais immédiatement après cette proposition, l'auteur en discute une autre fondée sur l'hypothèse que les partisans du calcul s'occupent des nombres exclusivement, des majorités surtout et condamnent à la mort les malades placés par malheur dans la minorité, n'ayant qu'un remède pour toute une catégorie de malades. Voilà les numéristes libéralement traités ! On leur prête l'intention ou la volonté de créer, contrairement aux moindres notions de médecine pratique, des maladies parfaitement identiques, de renoncer à l'expérience, au tact médical, qualités précieuses acquises par de longs et pénibles travaux, pour faire de l'art de guérir un métier homicide sous un faux voile de calcul dont se couvrira le premier venu appliquant une, dix, vingt fois le remède prôné dans la statistique telle que l'imagine son antagoniste.

Dans les chiffres, les faits et les réflexions que nous aurons l'honneur de vous présenter, Messieurs, nous espérons ne rien mettre qui donne prise à des suppositions comme les précédentes que nous repoussons en fait et en droit.

Poursuivant son argumentation relativement aux majorités, l'auteur suppose encore 1,000, 10,000, 100,000 cas à l'aide desquels on est parvenu, le calcul des probabilités à la main, à établir une moyenne. Puis il suppose toujours, tant les suppositions lui plaisent; et l'on ne s'étonnera point de la prédilection d'un ennemi du calcul pour les suppositions; puis il suppose que des faits *analogues* se représentent et fournissent des résultats contraires, la mort au lieu de la guérison. Mais ce résultat prouve, contre vous, le manque d'analogie, le défaut d'identité supposée par vous. En vous concédant même cette existence, le médecin qui se sert du calcul comme d'un instrument, comme d'un moyen pour apprécier les résultats de sa pratique , et qui n'est point esclave ou fanatique du calcul des probabilités médicales, reconnaît précisément cette différence de résultats par le produit de ses chiffres et cela le conduit à recourir à d'autres moyens.

Si nos objections ne changent pas votre conviction, essayons par des suppositions bien différentes des vôtres puisque vous les reconnaitrez ultérieurement comme faits positifs (1), essayons de vous prouver en quelles circonstances les chiffres fournissent des preuves d'une bien grande probabilité, sur lesquelles nous appelons toute votre attention et un examen approfondi.

Supposez deux médecins traitant chacun dans le même hôpital, aux mêmes époques de l'année, quinze malades de la petite vérole, du même sexe, du même âge, enfin dans des circonstances presque identiques. L'un de ces médecins considère la variole comme une phlegmasie cutanée presque toujours compliquée ou suivie d'inflammations viscérales qu'il s'applique à prévenir, à combattre par tous les moyens rationnels à sa disposition. Traités d'après ces principes justement appréciés, les quinze varioleux guérissent. L'autre médecin considère la variole comme une fièvre éruptive susceptible de dégénérer en putride, mali-

_____

(1) Voy. les tableaux A. B. et G.

gne, etc. Partant de ces principes, il a recours aux
toniques, aux stimulans, aux antiputrides pour favoriser l'éruption, pour soutenir les forces du patient,
prévenir et combattre l'adynamie. Des quinze varioleux traités de la sorte, il en meurt trois dans la
période aiguë de la maladie ; un , quand elle a
passé à l'état chronique, et il en reste deux dont la
convalescence est presqu'interminable (1). Ne voyez
vous pas combien l'*addition*, la *soustraction*, la *division*, le calcul de ces faits donne de force et d'appui
à vos observations aux inductions et conclusions que
vous en tirez. Autre supposition du même genre.

Sur quarante malades atteints de gastro-encéphalites, d'encéphalites, d'encéphalo-méningites, et dans
des circonstances de sexe, d'âge, de profession, d'é-
poques d'années, de localités semblables à celles des
varioleux susmentionnés, vingt sont traités par un
praticien qui voit là des phlegmasies qu'il attaque et
poursuit par tous les moyens que la méthode antiphlogistique, la dérivation, la révulsion, même la pertur-
bation, mettent à sa disposition, principes d'après lesquels il ne se laisse pas conduire comme un automate,
mais qu'il applique et modifie suivant l'expérience et
le tact médical acquis par d'exactes et nombreuses
observations ; et ce praticien en guérit seize. L'autre
appèle ces maladies, *des fièvres muqueuses, putrides,*

---

(1) Voy. les tableaux A. B. D. et E.

malignes, *etc.*; et vous allez voir qu'elles sont effectivement bien malignes. En conséquence des principes d'après lesquels on se dirigeait il y a trente ans, ces vingt malades-ci sont traités par une saignée de quatre à huit onces, avec cinq à dix sangsues, car la peur d'épuiser le malade l'emporte sur le danger de fortifier la maladie et l'on a bien vite recours au quinquina, au musc, au camphre, à de nombreux vésicatoires, parfois d'une étendue démesurée; et, de ces malades-ci, dix au plus sont guéris (1).

Si de telles suppositions ne vous reconcilient pas avec le calcul, voyez les chiffres et les faits exposés dans la deuxième partie de ce mémoire et tâchez d'en démontrer l'inexactitude ou la fausseté, sinon vous serez forcé de vous rendre à une évidence frappante comme le jour, si ce n'est pour ceux qui sont aveugles sciemment, ou non. Nous avons à cœur de guérir individuellement chaque malade d'abord; puis nous disons, seulement après, en avoir guéri tant, sur tant; ce qui n'est point aussi mauvais que M. d'Amador nous l'affirme. Au lieu des dizaines de décès et des centaines de guérisons prises pour exemples, dans une pratique de deux années consécutives, s'il veut élever les chiffres à mille, dix mille, cent mille, comme il l'a fait ci-dessus, il verra combien le résultat est imposant et mérite un sérieux examen.

(1) Voy. les tableaux A. B. et D.

L'objection de l'auteur puisée dans l'erreur de Pto-
lomée contre Copernic, des inquisiteurs de Rome contre Galilée, des tourbillons de Descartes contre l'at-
traction de Newton, pourrait donner à penser que
l'on découvrira peut-être un jour une autre méthode
que celle des chiffres, des faits et du raisonnement
pour arriver au meilleur système théorique et pratique
d'étude des maladies; ou, en admettant que les *majorités* d'aujourd'hui dont se méfie M. d'Amador fussent
contre le calcul des probabilités, nous faire ren-
voyer le trait d'où il est parti et diriger très logique-
ment son objection contre lui, en concluant toujours
contrairement à lui, que le calcul des probabilités
appliqué à la médecine est *incapable de corrompre la
thérapeutique*.

Suivons le encore dans les objections poussées
par lui dans une direction nouvelle. A la place
du cas nouveau, indéterminé qu'il suppose, car c'est
toujours ainsi qu'il procède, opposons lui un fait
trop connu de nos jours malheureusement, celui
du choléra épidémique, et adjurons le de dire si
les chiffres ne furent pas invoqués comme preuve
ou complément des faits et des raisonnemens présentés par tous les écrivains, par les partisans de
toutes couleurs, des mille et un remèdes employés
contre cette dangereuse maladie; et si l'on peut
reprocher raisonnablement aux partisans du calcul
des probabilités de s'être jamais opposés à ce que
l'on s'informe ou l'on sache, si faire se peut, dans

quel cas, comment et pourquoi un agent thérapeutique guérit. Dans tout cela et surtout dans la
discussion qui suit, il est évident que l'auteur
restreint fort arbitrairement la part des médecins
qu'il attaque, qu'il les travestit en calculateurs
exclusifs et les prive des moyens d'induction et de raisonnement dont ils font journellement usage, quoiqu'il
en dise. C'est désarmer l'ennemi avant de le combattre,
ou se créer des fantômes , car il n'existe pas un seul
partisan du calcul des probabilités appliqué à la
médecine, capable de se dépouiller des précieuses
ressources de son expérience et de sa raison, croyez
le , Messieurs , pour se laisser faire numériste à
la façon de M. d'Amador ; et, s'il en est un ,
nous le désavouons. Vous verrez que les malades
dont nous aurons l'honneur de vous entretenir ne
sont point pris au hasard , dans des conditions
dissemblables. Loin delà , ils présentent toutes les
circonstances désirables pour établir entre eux des
comparaisons numériques aussi exactes que possible ,
pour en déduire d'utiles inductions. Quant à l'i-
dentité de traitement , nous la nions formellement
comme celle de maladie. Depuis dix-sept ans, nous
traitons journellement des maladies dans les hôpitaux
et nous défions qui que ce soit de découvrir,
dans nos cahiers de visite, deux traitemens identiques
en tous points, depuis le commencement jusqu'à la
fin. Ces traitemens ont une bâse et des analogies
relatives à celles des maladies , et à la doctrine dont

nous avons fait choix; le calcul confirme, modifie, rectifie nos inductions, nos raisonnemens sur tout cela. Nous lui devons en partie le tact médical acquis par des recherches et des travaux prolongés.

Le calcul, pour un praticien vraiment observateur, doit être le point d'arrivée et non le point de départ. La théorie, les faits et l'induction d'abord ; les chiffres après. Voilà comme nous entendons la manière de compter en médecine pratique. Nous la croyons bonne et ce doit être aussi l'opinion de M. d'Amador. Sa critique s'adressant à ceux qui disent ou diraient, les chiffres avant tout, ne saurait nous atteindre, pas plus que les objections adressées à des médecins exclusifs agissant comme d'aveugles empiriques.

Vouloir trouver un remède unique, toujours également applicable, est aussi chimérique, que de vouloir trouver deux maladies, deux figures humaines, deux tempéramens parfaitement égaux. Le jour où cette fabuleuse découverte se réalisera, les médecins cesseront d'être nécessaires, sinon utiles. Alors on dira tel remède guérit tant de fois sur tant de malades : c'est tout calcul, la médecine n'a plus rien à faire là.

Nous savons, comme M. d'Amador, comme tous les médecins tant soit peu observateurs, qu'il n'existe pas deux maladies parfaitement identiques, ni un seul

remède toujours également applicable. S'il en voulait
conclure que les maladies doivent être traitées sans
rapprochemens, sans comparaison entr'elles, sans en
tirer d'inductions, sans en faire le calcul pour éclairer
le traitement, favoriser la guérison d'autres affections
morbides, par l'unique raison que celle d'hier n'est
pas identique à celle d'aujourd'hui, ni celle-ci à celle
de demain, force lui serait de convenir aussi que les
classes, les ordres, les genres, les espèces établies en
pathologie et en thérapeutique, n'étant jamais identiques dans l'application de la théorie avec les faits,
l'enseignement de la pathologie et de la thérapeutique
générales, celui de la pathologie et de la thérapeutique
en particulier, seraient complétement inutiles, comme
l'étude des tempéramens, comme celle de l'homme
en général, par la raison qu'il est impossible de trouver deux tempéramens, deux hommes parfaitement
égaux, ce que vous savez de l'un ne pouvant s'appliquer en tous points à l'autre. Cette conséquence tirée
des assertions de l'auteur dont nous discutons les opinions, serait repoussée par vous, Messieurs, nous le
savons ; elle devrait l'être par M. d'Amador lui-même
à qui nous l'offrons comme conclusion très logique
cependant de ses propositions erronnées sur la nécessité
d'identité de maladie pour établir *un calcul de probabilités.* Si on l'accusait d'ignorer les dix-neuf vingtiè-
mes de l'anatomie parce qu'il l'aurait toujours étudiée
sur les cadavres d'hommes de vingt ans et jamais sur
ceux de dix-neuf ou de vingt-et-un ans, ce reproche

vous paraîtrait injuste ou pitoyable. C'est pourtant celui qu'on nous fait en d'autres termes , quand nous apprécions par le calcul , des genres, des espèces de maladies qui n'ont pas entr'elles, nous dit-on, une identité parfaite. Ce manque d'identité doit exciter précisément l'émulation du médecin, le soutenir dans ses pénibles recherches, dans ses travaux continuels, au bout desquels se trouve le tact médical, faculté précieuse qui donne au praticien digne de ce nom, cette supériorité incontestable , le moyen de distinguer au premier coup-d'œil , une maladie de telle autre, comme un peintre habile découvre une faute ou une beauté de l'art dans un grand tableau. Oui, Messieurs, le tact s'acquiert en médecine, comme en peinture, comme en musique, par le travail et l'observation secondés par d'heureuses dispositions.

Dans le chapitre dont nous terminons l'examen, M. d'Amador déprécie tant qu'il peut le calcul des probabilités. Il le considère et vous le représente comme un révolutionnaire qu'il faut étouffer à tout prix ; et, à cette fin, comme cela se pratique toujours, il nous le dit bien plus dangereux qu'il n'est. Mais, de ce que les révolutions politiques et scientifiques, dans leur enfantement pénible, ont fait plus ou moins de mal, renonçons-nous pour cela à leurs bienfaits ? De ce que la révolution de 89 à produit un Robespierre, et sali les pages de son histoire par une grande tache de sang ; de ce que la révolution de juillet a vu naître les émeutes, commettre plusieurs fautes et quelques crimes, renonçez-vous aux avantages immenses qu'elles vous ont légués? De ce que la découverte de la circulation a fait naître les illusions de la transfusion, de ce que le mercure, l'émétique, le quinquina, etc. ont fait tant de victimes, produit tant de folies et de scandaleuses disputes, renoncerez-vous à tous les avantages que vous assure leur connaissance mieux appréciée?

Nos sentimens d'estime pour l'auteur dont nous discutons les opinions, les mesures de convenance, de dignité dont nous usons, en nous élevant contre sa doctrine, nous rappèlent et nous donnent droit de consigner ici, en repoussant toute comparaison personnelle, que le déclamateur J. Primerose, sorti de l'école de Montpellier, (1) accusa très légèrement Harvey de n'avoir pas compris les anciens et surtout de n'avoir pas répété l'expérience de Galien. Les raisonnemens de Primerose sur la circulation et l'action du cœur, purement hypothétiques ou erronnés, n'invalidèrent point la théorie qu'il attaquait; et, tous les efforts de cet esprit jaloux ou détracteur, qui prétendait que la découverte de la circulation n'était bonné à rien puisqu'en définitif, les anciens savaient guérir les maladies sans la connaître, n'ont pas empêché Harvey de s'élever à l'immortalité et son fou-

---

(1) Voy. mon abrégé de l'histoire de la médecine, p. 251.

gueux adversaire de tomber dans l'oubli , pour ne
rien dire de plus.

Veuillez nous pardonner , Messieurs , ces souvenirs
en raison de beaucoup d'autres que nous supprimons;
car notre mémoire fait cause commune avec notre
conviction et celle-ci est intime, et le sujet important
et les séduisantes paroles de notre spirituel adversaire
ont entraîné plusieurs médecins. Et, puisque nous
avons parlé de révolutions politiques et scientifiques,
disons enfin, avec Bâcon de Vérulam (1), qu'il existe
une grande différence entr'elles. De nouvelles lumières
n'entraînent pas, à beaucoup près, le même danger
que les mouvemens politiques qui suscitent des trou-
bles et souvent l'effusion de beaucoup de sang: Notre
dispute n'a même aucun de ces caractères d'aigreur
d'esprit, d'âpreté de formes, qui déparent et avilis-
sent la polémique de quelques hommes dans une
haute position sociale, qui aspirent au fauteuil aca-
démique et vont s'asseoir, à leur insçu sans doute ,
sur la borne du carrefour.

---

(1) Voy. mon abrégé de l'histoire de la médecine, p. 379.

§ II.

CRITIQUE du *parallèle entre les procédés et les résultats de la méthode numérique et de la méthode inductive*, établi par M. d'Amador.

Il est un fait qui passe trop généralement inaperçu, dont l'examen pourrait suggérer d'intéressantes et curieuses réflexions, c'est la dissidence des médecins sur l'état de la science. Il en est qui soutiennent avec esprit et une apparente conviction que la meilleure médecine à exercer de nos jours, est celle d'Hippocrate. Ils ignorent ou font semblant de ne pas savoir les immenses richesses que vingt-trois siècles de recherches et d'études ont acquis à cette science. Si le divin vieillard revenait parmi nous, ne leur dirait-il pas : « Enthousiastes outrés ou fanatiques partisans de ma doctrine pouvez-vous supposer que je nie l'existence de la petite vérole ou la découverte de la vaccine, parce qu'il n'en est pas question dans mes écrits, que je ne veuille pas profiter des découvertes qui suivirent celle de la circulation, des belles expériences sur la sensibilité et l'irritabilité, des immenses travaux sur l'anatomie et la physiologie, des acquisitions précieuses de la pathologie et de la thérapeutique à l'égard des symptômes du siége et du traitement des maladies. Hâtez-vous de rétracter ces étranges assertions et l'aveuglement dont vous me supposez capable ou je vous déclare faux disciples et mauvais médecins. » En face de ceux-ci, d'autres pénétrés d'un sentiment trop vif d'admiration pour tant de découvertes faites depuis un demi-siècle, négligent, nient ou dissimulent les travaux des fondateurs de l'art de guérir, tout en leur empruntant des axiômes, des vérités fondamentales pour l'élévation de leurs doctrines. Telle pourrait être la position des partisans et des antagonistes exclusifs du calcul des probabilités appliqué à la médecine et besoin n'est pas d'ajouter que la vérité et le plus grand nombre des médecins se trouvent parmi ceux qui savent apprécier le génie des anciens, les travaux des modernes, le mérite du calcul présenté comme complément de l'induction. Ceux-ci nous paraissent mériter le plus de la science et de l'humanité pour la bonne direction qu'ils lui donnent et le bien qu'ils lui font.

A l'origine de la médecine, des observations plus ou moins incomplètes, des faits isolés plus ou moins heureusement interprétés servaient seuls de guide dans la pratique. Alors et jusqu'à la naissance de l'empirisme éclairé par l'observation, il n'y avait point de doctrine. Les faits, les observations se multipliant, la comparaison s'étendit aussi ; et, de leur examen, on déduisit des inductions, des raisonnemens qui firent naître des préceptes, des doctrines, et les discussions élevées depuis près de trois mille ans furent présentées presque toujours comme ayant la double autorité, non des faits et de l'expérience (1), comme on le dit par irréflexion, mais bien des faits et du raisonnement, de l'expérience et de la raison. Grâce à la direction nouvelle des esprits, à leur prédilection pour tout ce qui est positif, une troisième autorité, vient se ranger à côté des deux autres : la pathologie, la thérapeutique et la clinique plus spécialement, s'appuient et s'appuieront sur la triple autorité des faits, des raisonnemens et des chiffres.

Loin de nous la pensée de vouloir insinuer que les maladies ont une durée fixe, déterminée, qu'il faut revenir au calcul des jours critiques, prévoir, vérifier les crises, par le rapport des nombres trois ou sept. Ces hypothèses trop souvent controversées, laissées aujourd'hui pour ce qu'elles valent ou rejetées avec leurs trop oiseuses discussions dans les pages les moins intéressantes de l'histoire, quoique reproduites de temps à autre sous des formes plus ou moins ingénieuses, n'en sont pas moins fausses que du temps de Pythagore. Nous pensons au contraire, nous partisans du calcul des probabilités appliqué à la médecine que, conformément aux principes qui nous dirigent dans son exercice, il y a des maladies, la petite vérole par exemple, dont on peut prévenir et diminuer le danger, abréger seulement un peu la durée des

---

(1) Cette locution est aussi vicieuse que celles-ci : axonge et graisse ; agaric et amadou ; etc.

être influencée par l'imagination, ou d'après l'exacte
et rigoureuse observation soumise au calcul ; et la
réponse ne saurait être douteuse.

Au contraire, supposons pour un instant que l'induction seule, l'énumération par approximation, suf-
fise pour étudier et avancer en pathologie et en
thérapeutique. Il s'en suivra bientôt un inconvénient
qui apparaît déjà dans quelques thèses soutenues pendant la dernière épreuve pour le doctorat (1). Leurs
jeunes auteurs s'affranchissent des entraves du calcul et de l'exactitude : ils traitent les faits comme
M. d'Amador les chiffres. Telle observation consignée
dans ces actes publics, n'offre plus la fidèle et véridique histoire d'une maladie suivie jour par jour ;
c'est un fait ancien reproduit à l'aide des souvenirs
d'une ou plusieurs années et qui est orné par l'imagination ou l'enthousiasme du candidat. Il n'a point
encore osé produire comme vrai un fait de son in-
vention; ou comme sienne, l'œuvre d'une main étran-
gère. Mais en s'appuyant de l'autorité du maître,
le récipiendaire présentera désormais, sans déguisement, des observations rédigées par approximation,
des inductions fort élastiques pour toutes les opinions,
car il sait déjà qu'il n'y a point d'identité entre le
fait actuel, celui d'hier ou celui de demain et que

_____

(1) J'entends parler des thèses soutenues en 1837 et
antérieurement.

la justesse du raisonnement confirmée par l'exactitude des chiffres est une sorte de chimère insaisissable ou inutile. De la suppression du calcul des
probabilités à celle des collections d'observations, il
n'y a qu'une transition peu marquée qu'un systé-
matique un peu hardi franchira bien vite.

N'est-ce pas à cette funeste tendance, à ces enva-
hissemens de l'imagination sur la rigoureuse exactitude du calcul, à la prétention au génie, au besoin
d'être excité par la nouveauté ou par le merveilleux,
qu'il faut rapporter la déplorable confusion dans les
faits, le cahos dans les doctrines dont nous sommes
témoins et qui sont si préjudiciables à la science,
si décourageans pour ceux qui la cultivent. Quand
on raisonne par induction seulement, on s'expose
à l'exagération de l'enthousiasme que suggère l'idée
d'une découverte importante. Delà ces théories ex-
clusives, si nuisibles à la science et les conséquences
spécieuses qu'en tirent des praticiens, même des
professeurs, sur la préférence à donner à la médecine
d'Hippocrate, sur la nullité de ses acquisitions ulté-
rieures. Si Brown, revenu parmi nous, soumettait au
calcul des probabilités les résultats de sa pratique
comparés à ceux des médecins de son temps qui exerçaient la médecine suivant les principes de l'expectation ou de l'empirisme éclairé par l'observation,
il reconnaîtrait l'erreur de ses principes, et si l'enthousiasme de ses nombreux partisans s'est refroidi,
ce résultat, n'en doutez point, est dû au calcul des

probabilités sanctionnant les inductions tirées d'une multitude d'observations témoignant hautement contre sa doctrine. Si Max. Stoll, ce grand peintre d'histoires de maladies, avait mieux comparé, mieux compté surtout ses observations, il n'aurait pas tant généralisé l'emploi de l'émétique. N'est-ce pas aussi par une exacte appréciation des agens thérapeutiques, par des observations nombreuses et bien faites que l'on sait à quoi s'en tenir sur ces remèdes dont on exagère si souvent l'efficacité? Quand les principes d'une doctrine sont faussement appliqués, quand ses faits sont présentés à travers un prisme exagérateur, l'observation éclaire le jugement, l'induction fait apercevoir l'erreur, le calcul la confirme. On trouve dans le dictionnaire de l'académie que « *l'erreur de calcul ne se couvre point*, » pour dire qu'on peut toujours revenir contre l'erreur de calcul. Et combien d'erreurs d'induction en pathologie, en thérapeutique, en clinique surtout, auraient été, sont et pourront être découvertes par le calcul !

Ce que nous avons dit précédemment des fièvres intermittentes et tout récemment du célèbre Stoll, nous dispense de réfuter les assertions de M. d'Amador et sa comparaison d'un médecin avec un peintre au sujet de l'induction. A force de répéter que la médecine pratique n'a que des règles très générales, sujettes à des exceptions sans nombre, l'auteur nous ramène, à son insçu sans doute, à l'empirisme le plus absolu, à ne plus vouloir de livres ni de professeurs, en médecine, pour étudier seulement des maladies isolées, chacun à sa manière, surtout quand il ajoute un peu plus loin (1) : « contentons-nous de l'exactitude que nous fournissent les conseils de la simple expérience pratique. Les données sur lesquelles l'induction médicale opère sont innombrables, fugitives, peu susceptibles d'analyse. » Voilà des assertions que l'ignorance et la paresse feront valoir, sans doute plus que l'auteur ne voudrait, pour couvrir de grossières erreurs. La routine sous le masque de l'expérience en appellera plus souvent encore à *l'autorité de sa pratique*, telle funeste qu'elle ait été.

Compter et *induire* ne sont pas synonimes assurément, et nous avons dit ci-dessus, le dictionnaire de l'académie à la main, que le calcul est le vérificateur, le complément de l'induction. La proposition de M. d'Amador de faire calculer Labruyère, pour savoir si l'on pourra à l'aide d'une *moyenne* tirée de ses *caractères* faire naître un Molière ou un Vauvenargues, serait plus applicable aux partisans exclusifs de l'induction qu'à ceux qui l'appuient sur le calcul, car il n'est jamais venu à l'idée de ceux-ci de croire que le chiffre des causes, des symptômes des maladies passées puisse établir parité ou identité avec celui des maladies à venir.

Dans les reproches accumulés contre les partisans

---

(1) Pag. 59.

du calcul des probabilités, M. d'Amador raisonne
toujours d'après ses suppositions, en laissant la règle
pour l'exception, en leur refusant l'usage de l'induction, comme un chef irrité interdit celui de la
parole à son subordonné. Quand il veut bien reconnaître qu'ils emploient au moins quelquefois ce précieux moyen d'investigation et de raisonnement, c'est
pour lui un sujet d'extase, d'étonnement, comme on
voit par ce qu'il dit de M. Louis au sujet des tubercules.
Mais, par un brusque retour à son argumentation,
il met en regard deux inductions contradictoires (1),
ce qui prouve qu'on ne sait pas bien se servir de
l'induction et nullement contre le mérite du calcul.
Quant à l'appréciation de la durée de la maladie,
de la variété des symptômes par des chiffres, cela
étant soumis à des circonstances infinies, nous ne
pensons pas qu'on l'ait jamais proposé.

En transportant le calcul des probabilités aux faits
politiques et moraux tels que les jugemens judiciaires,
les votes des assemblées délibérantes, etc., M. d'Amador convient que, dans ces cas du moins, on *pèse*
et on *compte* les témoignages; et nous ajouterons à
l'appui de nos opinions, contre les siennes, qu'il
est de principe qu'une condamnation judiciaire ne
peut jamais être fondée que sur le texte précis d'une
loi et non sur une *induction*; que le calcul des votes

(1) Pag. 63.

des assemblées délibérantes confirme les inductions
qui les ont précédés. C'est la pierre de touche à l'aide
de laquelle on apprécie la valeur des opinions. Jusqu'ici, les cas d'exception n'ont point infirmé ni
détruit la règle.

Passant de là à l'*induction* ancienne appliquée par
Hippocrate avec tant de bonheur qu'elle mérite toute
l'admiration des modernes, l'habile écrivain dont
nous discutons les opinions ne s'aperçoit pourtant
pas, ou du moins il ne fait pas remarquer, que les
anciens arrivèrent à une haute supériorité médicale
par l'induction seulement, aucune autre voie ne leur
étant ouverte. Privés des précieuses ressources de
l'anatomie, de la physiologie, de l'anatomie pathologique, des perfectionnemens récens du diagnostic, des preuves que l'on tire aujourd'hui du
calcul, leur attention fixée sur un point très limité
de la médecine devait, comme cela fut, lui faire
subir les perfectionnemens et modifications dont était
susceptible cette science naissante. Ces praticiens
étaient comme l'homme dont on crève les yeux, pour
que son oreille n'étant plus distraite par les sensa-
tions de la vue, atteigne une plus grande perfection
en musique. Les médecins modernes ne tirent plus
leurs inductions de l'observation des maladies exclusivement. Ils se servent aussi des précieux rensei-
gnemens fournis par des signes plus certains, par des
altérations pathologiques bien connues. Leurs rai-

4

sonnemens gagnent en précision et perdent de leur
éclat, car plus une vérité est démontrée facilement,
moins elle excite l'admiration.

Personne ne vénère plus que nous le génie d'Hippocrate et les talens de ses dignes successeurs dans
l'art d'observer et de découvrir par induction ces
genres, ces espéces de maladies, ces grands principes de pathologie et de thérapeutique qui font de
la médecine une science bien moins conjecturale que
ne le soutiennent quelques-uns de ses détracteurs;
personne n'est plus disposé à payer un tribut de reconnaissance aux Baillou, Sydenham, Morgagni, Stoll,
Bichat et à d'autres médecins illustres qui ont en-
richi l'art de guérir, d'importans travaux. Nous
sommes en cela parfaitement d'accord avec M. d'A-
mador: nous adoptons ses propositions sur les avantages et la nécessité de l'induction pour éclairer la
pathologie, la thérapeutique et la clinique surtout.
Mais s'il a raison de soutenir que, dans les siècles
passés, les maladies dominantes ou épidémiques furent
signalées par l'induction seulement, il n'en peut plus
dire autant de l'époque actuelle. L'exemple du choléra épidémique de nos jours, les ouvrages de quelques
auteurs modernes cités par lui-même lui fourniraient
la preuve du contraire. Nous nous rappellons que
M. Double a rapporté bon nombre d'observations
pour constater les excellens effets du sulfate de quinine et que le savant auteur de l'article vaccine a

déclaré dans le grand dictionnaire des sciences médicales, avoir fait plus de *vingt mille vaccinations*, dans l'intention sans doute de prouver incontestablement l'immense avantage de cette merveilleuse découverte ;
et, nous le répétons, le calcul des probabilités ne
se présente pas, aujourd'hui, pour affaiblir ou détruire
l'incontestable utilité de l'induction, mais pour lui
prêter appui et sanctionner ses justes conclusions.

Ainsi considéré, le calcul complète et ne fait pas
les statistiques médicales. Ses résultats qui diffèrent
comme les maladies n'en sont pas moins bons, fort
utiles, pour faire ressortir la contradiction d'une série
de faits, entre des doctrines, que l'induction seule
ne ferait pas apercevoir. C'est surtout dans l'étude
et la description des épidémies que le calcul est le
plus capable de faire apprécier les principes d'après
lesquels on se dirige, d'infirmer ou sanctionner les
inductions tirées des observations auxquelles elles ont
donné lieu. Tout en avouant l'instabilité, la variété
caractéristiques des faits physiologiques et pathologiques, nous ne voyons pas à quelle fin, dans quel
but, sous quel rapport, les partisans du calcul des
probabilités se chargeraient de répondre à M. d'A-
mador aux étranges questions qu'il leur adresse, en
ces termes (1) : « Pourquoi telle récolte est-elle bonne cette année et sera-t-elle mauvaise l'année d'après;

---

(1) Pag. 76

et cela sans cause apparente ? Pourquoi tel champ de vigne, placé à la même exposition que le champ voisin, donne-t-il un vin plus exquis? »

Cette variabilité constante des actes organiques sur laquelle l'auteur revient, considérée comme nous l'avons fait précédemment, doit exciter l'attention continuelle du praticien, l'engager à sanctionner par le calcul la justesse de ses inductions afin d'acquérir le plutôt possible le tact médical, cette faculté précieuse qui distingue le vrai médecin du routinier. Mais cette variabilité prise dans le sens que M. d'Amador lui prête est complétement destructive de toute théorie, en pathologie, en thérapeutique, en physiologie et en anatomie par la raison qu'il n'existe pas, non seulement des classes, des genres de maladies parfaitement semblables, des hommes, des tempéramens parfaitement égaux, mais pas même deux maladies identiques. Les conséquences d'une telle doctrine conduisent inévitablement à la confusion, à l'éloignement de l'étude des classifications même des sciences accessoires à la médecine et à penser que tout système botanique, par exemple, doit être rejeté par la raison qu'il n'existe point d'identité parfaite entre les ordres, les genres, les espèces, les variétés de plantes dont on fait l'étude, celles d'aujourd'hui n'étant pas semblables en tout à celles d'hier ou de demain. Si l'on a dit d'une manière trop absolue, que la fièvre typhoïde ne se manifeste pas au delà de cinquante ans, il suffit de quelques cas contraires pour prouver que le fait n'est pas sans exception. Que l'erreur provienne de l'induction ou du calcul ou de l'une et l'autre à la fois, le calcul est toujours le plus capable de la démontrer ; car , ainsi que cela est écrit dans le dictionnaire de l'académie, l'erreur de calcul ne se couvre pas, tandis que celle de l'induction peut rester voilée bien long-temps. On ne voit que trop ce vague, cette élasticité dans les principes de l'art, tant vantés par M. d'Amador(1), pénétrer partout, mettre le trouble et la confusion dans les théories et la pratique de la médecine.

En ceci, comme dans ce qui suit, l'auteur s'efforce toujours de séparer l'induction du calcul des probabilités, refusant l'usage de l'une à ceux qui veulent se servir de l'autre ; et nous croyons qu'il se trompe beaucoup, quand il avance que la faveur dont jouit ce mode de procéder tient à sa facile application. Cette erreur découle évidemment du principe dont il est parti, savoir, que les partisans du calcul des probabilités rejettent, ou refusent de chercher les lumières de l'induction. Ce reproche ne saurait nous atteindre. Nous prouverons bientôt que le calcul des probabilités est pour nous un surcroît de travail ajouté à ceux de l'étude, de l'investigation, de l'induction. C'est une pierre de touche, un régulateur

(1) Pag. 77.

dont nous usons pour apprécier, vérifier le mérite, la valeur des principes qui nous dirigent, des agens thérapeutiques que nous employons. Les chiffres corrigent les fausses conséquences, les erreurs de l'induction tandis que celle-ci peut tout au plus faire, entrevoir la fausseté de ceux-là. Les erreurs de calcul, nous le répétons, ne se couvrent pas.

§ III.

DISCUSSION des opinions de M. d'Amador contre l'*influence fâcheuse de la méthode numérique sur la pathologie et la thérapeutique.*

L'auteur dont nous examinons les opinions part d'un principe reconnu vrai depuis l'antiquité jusqu'à nos jours, savoir, que l'observation est la bâse de toutes les sciences naturelles et de la médecine en particulier. C'est en effet par l'observation des faits particuliers que l'on parvient à découvrir l'ordre et les lois des phénomènes soit physiques, soit moraux; personne, que nous sachions, ne le conteste. Ce procédé que l'on appèle induction, est actuellement comme autrefois mis en usage dans la recherche des vérités dont la médecine s'est enrichie et qu'elle est susceptible d'acquérir encore. Mais aujourd'hui, par suite de la direction des esprits dans l'étude des connaissances humaines, de la préférence donnée aux raisonnemens justes et solides sur ceux qui sont spécieux ou hypothétiques, et peut-être aussi parce que la médecine qui sçut toujours tirer parti des découvertes utiles, veut profiter encore de l'appui, de la sanction que les sciences physiques, morales et politiques empruntent aux chiffres, et s'en servir pour aider et confirmer les procédés, les résultats de l'induction appliquée spécialement à la pathologie, à la thérapeutique, à la clinique, M. d'Amador conteste cette heureuse alliance. Il emploie toutes les ressources d'une imagination brillante et d'une belle élocution pour présenter comme incontestable une supposition créée par lui, savoir, que les partisans du calcul des probabilités appliqué à la médecine déclarent l'induction *insuffisante*, *stérile*, *impuissante*, *erronnée*. (1)

Supposez, Messieurs, qu'un éloquent orateur vous propose de bannir l'induction et le raisonnement des sciences où l'on emploie des chiffres, d'exclure des débats judiciaires l'examen et la discussion des témoignages, quand le jugement est bâsé sur la majorité du Jury, d'interdire la critique et la controverse aux assemblées délibérantes dont

(1) p. 52

la majorité des votes constitue, modifie, abolit les
lois, ne regretterez-vous pas de voir cet orateur
employer son temps et son esprit à soutenir une
proposition dont la fausseté frappe tout le monde,
les plus clairvoyans, comme ceux dont l'intelligence
est bornée aux seules conceptions du sens commun.
Et si cette supposition n'est point venue en tête
d'un chimiste ou d'un physicien, d'un magistrat
ou d'un législateur, mais dans celle d'un homme
de notre profession, ne faut-il pas avouer que cela
tient au vague, à cette élasticité de principes que
M. d'Amador déclare exister en médecine, et que
des hommes de cœur, pleins d'espoir et de courage
tendent à faire disparaître par leurs généreux
efforts.

Prenant son hypothèse pour un fait avéré, et
les partisans du calcul des probabilités pour des
hommes dépourvus du sens naturel, ne sachant
ou ne voulant pas se servir de l'induction, il lui
devient très facile de prouver les inconvéniens,
la fâcheuse influence de la méthode telle qu'il l'a
imaginée à l'égard de l'étiologie, du diagnostic et
de la thérapeutique. Mais nous avons découvert
que toute l'argumentation de l'auteur dont nous
discutons les opinions porte sur deux principes :
l'un sur lequel nous sommes d'accord ; l'autre,
tout hypothétique, une pure supposition, comme
nous l'avons dit et comme nous espérons le mieux

prouver encore par la double autorité des faits et
des raisonnemens, par les procédés de l'induction
sanctionnée par le calcul, dans la seconde partie
de ce mémoire. Nous pourrions lui reprocher aussi
ses contradictions. En voici une fort remarquable.
M. d'Amador vous dit, page 30 de son mémoire : «
Voyez donc, Messieurs, quelle prodigieuse quantité
d'élémens nouveaux entrent dans le calcul et l'envahissent de toutes parts ! Essayez, même par l'i-
magination, d'en mesurer les difficultés, et vous
reculerez épouvantés ! » Puis il conclut, page 111,
que (la méthode numérique) « accessible aux in-
telligences les plus médiocres, cette méthode flatte
les plus humbles ; et c'est là son seul titre à
l'admiration de la multitude. »

Si les observations froidement descriptives, recueillies avec un soin minutieux, ont des inconvéniens,
nous en appelons à vos lumières, à votre expérience,
à votre impartialité, Messieurs, pour déclarer s'ils
sont comparables à ceux des observations faites à
l'aide de souvenirs plus ou moins confus, plus ou
moins éloignés, à la rédaction desquelles l'imagination
ou l'enthousiasme, comme nous l'avons dit, ont pris
une part plus ou moins grande ? En d'autres termes,
c'est vous demander si une observation exacte, fidèle,
vaut mieux qu'une observation tronquée, incomplète,
et toute l'école de Paris est là pour répondre. Au lieu
de déprécier les faits dans lesquels, selon M. d'Ama-

dor, il n'y a point d'art, point d'étude, s'il nous eut appris comment on doit s'y prendre pour mieux recueillir et rédiger une observation, tous ses confrères lui en seraient d'autant plus reconnaissans qu'ils savent combien il est difficile de glaner dans le champ où Hippocrate et les plus grands praticiens de l'antiquité, du moyen âge et de nos jours, où les Broussais, les Laënnec, les Andral, les Bouillaud, les Louis et tant d'autres célébrités médicales ont fait de si riches moissons.

Quoiqu'en dise notre spirituel auteur, les grands observateurs ne sont point improvisés, comme Minerve est sortie toute armée du cerveau de Jupiter ; et la mode aussi vieille que la médecine de recueillir des observations, ne passera pas, aujourd'hui surtout que les esprits sont très positifs et la raison fort sévère. Entre un praticien qui reconnaît dans un examen très détaillé ce qu'il a aperçu de prime abord, et le médecin qui hésite et tâtonne du commencement à la fin, ou le téméraire qui prescrit au hasard, un habile témoin distinguera toujours un véritable, un grand observateur. Sa supériorité, son tact médical, sont en raison de la multiplicité de ses observations, de la justesse, de l'étendue de son esprit.

Si jamais un médecin, tel qu'il soit, s'est avisé de compter les cheveux et tous les mouvemens du malade dont il trace l'histoire, c'est une superfluité

toute personnelle dont l'art d'observer n'est pas plus
responsable que la peinture, des croûtes de ses in-
dignes disciples ; et, jusqu'à ce que M. d'Amador
nous ait montré de telles observations, nous relégue-
rons cette supposition nouvelle à côté de tant d'autres rangées par lui autour de celle des prétendus
ennemis de l'induction. Il fait aussi ressortir tous les
défauts des observations prolixes, trop minutieuses,
surchargées de hors-d'œuvres, pour les porter en
compte aux numéristes : toutes les non-valeurs communes aux partisans et aux antagonistes du calcul
des probabilités, il les rejette sur ceux-là, vous savez
pourquoi et il ne s'inquiète même pas de leur réponse :

« Comment l'aurai-je fait si je n'étais pas né ?....
« Si ce n'est toi, c'est donc ton frère....
« Je n'en ai point.... C'est donc quelqu'un des tiens.

Voilà encore la méthode dite numérique chargée
d'un nouveau grief. Elle est accusée de substituer
la *médication* à l'*indication*, de pervertir la thérapeutique. Substitution et corruption, voilà ce dont on
l'accuse en accumulant supposition sur supposition.
Mais, nous serions dans le vrai, au moins autant
que M. d'Amador, en mettant dans la bouche
d'un judicieux partisan du calcul des probabilités,
les propositions qu'il soutient en défenseur exclusif
de l'induction qu'il donne pour seule et unique bâse
à la médecine qu'il qualifie de *rationnelle* (1) dans

(1) Pag. 91.

la pensée sans doute que la raison médicale, telle qu'il l'entend, ne peut, comme les autres sciences, être confirmée par des chiffres, ni subir l'épreuve du calcul des probabilités.

N'ayant jamais écrit et ne croyant pas qu'il existe un seul *spécifique* dans la rigoureuse acception du terme, nous partageons les opinions si nettement exposées de M. d'Amador à cet égard, sur la nécessité de bien saisir et apprécier l'indication avant de recourir aux moyens de la matière médicale. Nous sommes toujours d'accord avec lui quand il traite de l'utilité et des avantages de l'induction. Le compte rendu de notre pratique le lui prouvera. Si nous accordions qu'il existe des méthodes absolues de traitement pour les fièvres typhoïdes et pour d'autres maladies, cela serait en contradiction flagrante avec ce qui est exposé ci-dessus, savoir, qu'il n'y a pas deux maladies, deux tempéramens, deux hommes parfaitement égaux, avec le défi porté de découvrir, en dix-sept ans de pratique deux traitemens parfaitement identiques, bien qu'ils se rattachent presque tous aux principes de la théorie qui nous paraît être la meilleure. Aussi, à la place de cette proposition : « *trouver le remède le plus efficace numériquement, dans telle ou telle maladie* (1), » que nous n'acceptons point, nous substituons celle-ci : « *Prouver par la triple autorité des chif-*

---

(1) Pag. 92,

fres, des faits et du raisonnement comment on peut guérir
et pourquoi on ne guérit pas. »

Ce que nous avons dit des qualités distinctives de
la véritable expérience et de la routine, du vrai praticien et du médicastre, du travail et du talent, nécessaires pour saisir les nuances variées des maladies,
établir l'indication, faire choix d'une méthode thérapeutique et des remèdes les plus rationnels, nous
dispense d'y revenir pour repousser encore de spécieuses objections contre les partisans du calcul des
probabilités. Et si les théories fournissent des méthodes rationnelles de traitement et doivent servir de
guide à quiconque s'engage dans la pratique de la
médecine, l'induction seule sera toujours moins puis-
sante pour assurer le triomphe de la meilleure de
ces doctrines que l'induction appuyée sur le calcul.
Celui-ci ne divise point la théorie et l'expérience
marchant ensemble ; et, quand celle-ci se tait, l'autre
nous guide seule et nous n'avons rien de mieux que
les chiffres, les faits et les raisonnemens pour en apprécier la valeur. D'où il suit que nous reconnaissons
la nécessité d'être guidés par une théorie, par une
méthode rationnelle, tout en nous rangeant du côté
des partisans du calcul des probabilités appliqué à
la médecine.

Dans cette position, nous recevons les lumières de
l'observation, nous savons profiter des découvertes de

la physiologie et de la thérapeutique , sans croire toutefois , avec M. d'Amador , que l'on fasse reparaître une
fièvre intermittente mal guérie en donnant ce qu'il
appèle le spécifique *fracta dosi* (1) , ni , avec les partisans de l'homoëopathie , qu'on puisse la faire naître
spontanément par l'emploi du sulfate de quinine à haute
dose. Mais quand la cause et le siége d'une maladie
nous sont inconnus, l'agent thérapeutique dont nous
usons peut nous en faire apprécier le caractère ; et
voilà comme la thérapeutique peut être un moyen
d'exploration , de contrôle, de diagnostic, dans l'étude
et le traitement des maladies. Dans ces cas seulement,
comme dans celui de l'angine gangréneuse de Londres ,
en 1739 , décrite par Fothergill , la pratique doit
être éclairée par l'expérience raisonnée , lorsque les
faits restent en dehors des théories.

Le génie du praticien et le tact médical obtien-
nent les succès les plus nombreux , les plus incontestables dans ces tâtonnemens , dans ces essais continuels auxquels il faut se livrer si fréquemment et
dont les résultats sont appréciés par voie d'induction
seulement ou par celle-ci sanctionnée par le témoignage des chiffres. Ces essais, ces tâtonnemens en médecine pratique sont analogues à ceux que l'on fait
journellement en astronomie , en chimie, en mathé-
mathiques, etc. , comme l'observe fort judicieusement

(1) Pag. 99.

M. d'Amador qui ne permet pourtant pas à la médecine de tâtonner ainsi, c'est-à-dire, d'user des
chiffres dont celles-là tirent leurs principaux caractères d'évidence.

Mais les essais et les tâtonnemens en médecine
pratique seront toujours, surtout à l'égard de leur
prolongation, en raison inverse de la supériorité de
la théorie, du savoir du médecin, du tact médical;
et les partisans du calcul des probabilités procéderont
en cherchant à mettre d'accord les résultats de leurs
investigations avec les indications thérapeutiques,
l'analogie avec l'expérience, la théorie avec les faits,
le tout appuyé sur des chiffres. Ceci n'est pas, comme
on voit, marcher dans l'ornière de l'empirisme. Si
ce n'est pas rendre plus facile la solution d'une proposition faite par Zimmermann, reproduite par M.
d'Amador en ces termes : « *De l'examen des rapports
d'une méthode et d'un remède à la maladie* (1) », parce
que nous la croyons insoluble, c'est faciliter au
moins la solution de celle-ci : *Prouver par la triple
autorité des chiffres, des faits et du raisonnement qu'elle
est la meilleure doctrine à suivre dans la pratique de la
médecine*, problème de la plus haute importance à
la démonstration duquel l'observation, l'induction
et le calcul devront concourir pour faire juger défi-
nitivement les théories et les pratiques médicales.

_____

(1) pag. 103.

Les rapports de la pathologie, de la thérapeutique et de la clinique avec les autres sciences et les emprunts nombreux qu'elles leur font, prouvent que celui du calcul des probabilités leur servira également pour apprécier la valeur des théories. Telles défectueuses qu'elles soient, il en faut prendre une pour guide dans la pratique à moins de se livrer au plus aveugle empirisme ou à un insignifiant éclectisme qui n'a d'autres règles, ni d'autres limites que le savoir et les prétentions de ses partisans, qui est aussi insaisissable que la mesure de capacité de chacun de ses adeptes. Le calcul contribuera à démontrer quelle est aujourd'hui la meilleure doctrine, quelle sera la meilleure demain, telle est notre conviction, Messieurs ; et, si nous ne redoutions de revenir sur ce qui précède ou d'abuser de la bienveillante attention de l'académie, nous prouverions par de nouvelles considérations que le calcul des probabilités, tel que nous l'entendons, confirme, rectifie ou détruit les résultats de l'induction sans pouvoir les tromper, les erreurs de calcul ne se couvrant pas. Les chiffres sont fort utiles pour découvrir les vices de l'induction, le vide ou la fausseté des doctrines, rallier la théorie et la pratique, limiter et restreindre la confusion, l'anarchie de principes qui divisent les médecins.

De ce qui précède, nous concluons contrairement à M. d'Amador :

1° Que, le calcul des probabilités appliqué à la

médecine pratique n'est point exclusif des procédés de l'induction ;

2° Que, les avantages de cette méthode empruntée aux sciences physiques, morales et politiques serviront aussi à la médecine ;

3° Que, une quantité numérique sera toujours plus probante qu'une quantité approximative, toutes choses égales d'ailleurs. En admettant que les faits passés n'indiquent rien pour les faits à venir, relativement aux chiffres, il en serait de même à l'égard de l'induction ;

4° Que, le calcul, l'un des moyens de faire découvrir la meilleure doctrine, repousse l'empirisme loin de l'adopter ;

5° Que, l'induction et le calcul des probabilités peuvent et doivent marcher ensemble, l'un ne pouvant être substitué à l'autre ;

6° Que, l'induction seule ayant été reconnue insuffisante dans les sciences doit l'être également en médecine où la plus déplorable anarchie existe dans ses doctrines.

7° Que, l'ancienneté et les avantages reconnus de l'induction n'empêchent pas l'adjonction d'un procédé nouveau pour élargir la base du raisonnement ;

8° Que, les probabilités tirées de l'induction et du calcul ont plus de valeur que celles de l'induction seulement ;

9° Que, si les résultats de l'induction et du cal-

cul sont opposés, celui-ci est le plus capable de faire
apercevoir l'erreur ;

10° Que, l'alliance du calcul et de l'induction,
loin de favoriser la paresse, est un surcroît de travail dans l'étude et l'exercice de la médecine ;

11° Que, loin de fausser l'observation et ses produits, le calcul rectifie les erreurs de l'induction,
réprime les écarts de l'imagination, sans tarir aucune source des indications que fournissent l'analogie, la théorie et l'expérience ;

12° Que, il rectifie les fausses idées dont l'induction peut être cause, les hypothèses qu'elle peut
faire naître, donne à la science plus d'exactitude,
à l'observation plus de justesse, fait mieux apprécier son utilité et ses avantages ;

13° Que, depuis près de trois mille ans, l'observation et l'induction seules ayant été impuissantes
pour prouver la supériorité d'une doctrine médicale,
il importe de leur procurer l'appui d'un autre moyen,
du calcul des probabilités, qui leur prêtera une
force irrésistible, car les erreurs de calcul ne se couvrent pas ;

14° Que, le meilleur système sera celui sanc-
tionné par la triple autorité des chiffres, des faits
et du raisonnement.

Nous avons prouvé que le calcul doit être considéré comme un moyen de juger, de sanctionner

les résultats de l'*induction* et non comme un usurpateur de celle-ci. Il ne vient pas lui arracher une seule pérogative, mais donner plus de force et d'évidence aux découvertes déjà faites, à celles qu'elle fera. Et si notre honorable adversaire vous faisait remarquer que, dans nos considérations sur l'induction, sur la valeur des faits et des observations comme base de la pathologie, de la thérapeutique et de la clinique, nous avons marché sur la même ligne, nous applaudirions à la justesse de sa réflexion en ajoutant qu'il existe cependant entre nous une barrière que nous désirons lui voir franchir. En effet, Messieurs, l'habile écrivain dont nous repoussons les hypothèses nous dit : « Recueillez des observations, *mais ne les comptez point* ; » et nous disons, nous : « Recueillez des observations *et comptez-les bien.* »

Cette différence tient à la manière de juger, d'apprécier le calcul des probabilités ajouté à la méthode d'induction dont nous allons user dans la seconde partie de ce mémoire. Les avantages que nous en retirons nous paraissent incontestables et si la manière dont nous l'employons, depuis deux ans, dans l'hospice des cliniques de Montpellier, fait revenir M. d'Amador à des sentimens moins hostiles au calcul des probabilités, si l'application que nous en avons faite mérite votre approbation et justifient la bienveillance dont l'académie nous a honoré, notre but sera atteint, nous aurons obtenu la récompense

des travaux que nous eussions continué en silence,
si la surprise d'une agression que nous ne qualifions
pas, ne nous imposait une prompte et vigoureuse
défense.

FIN DE LA PREMIÈRE PARTIE.

DEUXIÈME PARTIE.

—————

APPLICATION

DU

CALCUL DES PROBABILITÉS

A LA MÉDECINE,

COMME COMPLÉMENT

DE LA THÉORIE, DES FAITS, DES RAISONNEMENS

SUR LESQUELS DOIVENT ÊTRE FONDÉES

LA PATHOLOGIE, LA THÉRAPEUTIQUE ET LA CLINIQUE.

—————

« Sinite ægrotos ad me venire. »

Les théories et les règles de pratique exposées, débattues, discutées dans les écoles, dans les académies, dans les ouvrages de médecine, présentent des différences si fondamentales, des variétés si multipliées qu'il devient de plus en plus difficile de découvrir la vérité et l'erreur.

Ici, c'est l'empirisme pur, là, l'expectation ;
ici, l'humorisme, là, le solidisme ; ici, le vitalisme, là, l'éclectisme ; ici, la doctrine dite de la vie
universelle, là, l'homoëopathie. Il n'est pas jusqu'au
magnétisme qui ne prétende aussi servir de bâse à
l'art de guérir. C'est comme au temps où les écoles
iatromathématiques et chimiques, les dynamistes et
les browniens se disputaient la prééminence. Si vous
passez des systèmes à l'examen des agents thérapeutiques, vous trouvez des opinions non moins divergentes, aussi contradictoires. On ne discute plus sur
les inflammations de poitrine pour savoir s'il faut
saigner goutte à goutte ou largement ou pas du tout,
pour savoir s'il faut donner ou non l'émétique, le
mercure, le quinquina, etc. Mais on soutient ici
qu'il faut saigner, là, qu'il faut purger coup sur coup;
ici, qu'il faut recourir à l'expectation, là, qu'il faut
donner du vin ; et ailleurs, qu'il faut s'en tenir à
l'usage exclusif de l'eau froide ou de l'eau chaude.

On ne saurait nier cependant que l'étiologie,
la sémiologie et l'anatomie pathologique ont fait,
depuis un demi-siècle, d'incontestables progrès, fort
utiles pour mieux apprécier la nature des maladies,
puisqu'elles font mieux connaître leurs causes, les
signes qui les caractérisent, le siége qu'elles occupent. Tout cela devrait simplifier, perfectionner le
traitement, lui fournir des bâses plus fixes, plus du-
rables et il n'en est point ainsi. A quoi cela tient-

il, si ce n'est à ce que l'indépendance du médecin
pénètre trop avant dans la science, ébranle sa bâse,
abroge ses lois, viole ses préceptes, si ce n'est à ce
que des théories spéculatives, des raisonnemens spécieux, des propositions purement hypothétiques sont
trop souvent substituées aux préceptes anciens et
nouveaux consacrés par l'expérience, si ce n'est à
ce que des faits exceptionnels sont présentés de manière à faire douter des principes déduits d'un grand
nombre de faits authentiques.

Le jour où une distinction bien tranchée sera établie
entre les doctrines nées de l'observation et celles qui
sont filles d'hypothèses plus ou moins ingénieuses,
entre les vrais praticiens et les spéculateurs, entre
les médecins qui usent de tous leurs moyens pour
rallier les faits et les principes et ceux qui affai-
blissent, disséminent, annihilent ces principes en
s'efforçant d'accumuler des exceptions, de les mettre
en relief ou de leur donner des points d'appui, pris
en dehors de la médecine, le jour où la témérité la
plus hasardée n'agira plus avec autant de liberté que
l'expérience la mieux éclairée, le jour où les écarts
de l'imagination ou d'un faux enthousiasme n'auront plus un crédit aussi assuré, une vogue aussi
grande que les produits d'une longue et fidèle observation, la médecine délivrée de ces théories spéculatives, de ces faits isolés, exceptionnels, de ces
mille et un remèdes qui la surchargent et l'entra-

vent . la médecine entrera dans une voie nouvelle de progrès et de perfectionnement, comme science et comme art.

Cette confusion tient peut-être encore à ce que les titres de docteur , de professeur , d'académicien sont considérés comme des mesures de capacité égales pour tous , tandis qu'ils n'ont qu'une valeur relative; ou bien à ce que des hommes , par esprit d'opposition ou autrement , repoussent une théorie sans l'avoir étudiée , une méthode sans en avoir fait l'épreuve , un fait sans l'avoir examiné , pour leur substituer un système purement hypothétique , des faits isolés ou contradictoires , dans le but d'atténuer ou de détruire la confiance que l'on avait dans cette théorie. Ainsi de fausses applications de la médecine physiologique et des faits mal interprétés lui ont fait imputer des erreurs dont elle n'est point responsable. Mais si vous voulez savoir positivement quelle fut et quelle est son influence sur la pratique de la médecine, demandez aux pharmaciens quelle fut et quelle est encore l'influence de cette doctrine sur l'exercice de leur profession : dites-nous si les belles recherches de l'auteur du traité des phlegmasies chroniques n'ont pas rendu son nom justement célèbre, si vous ne tirez pas journellement parti de ses découvertes sur la physiologie et l'anatomie pathologique de l'appareil digestif, sur les phlegmasies aiguës en général.

Comment donc sortir de ce labyrinthe , quel parti prendre dans ce conflit d'opinions , parfois contradictoires, si ce n'est en faisant juger par la pratique la valeur des théories et des preceptes; comment connaître le meilleur guide à suivre, le moyen de guérison le plus sûr, si ce n'est à l'aide des faits cliniques, et comment les apprécier, les juger, si ce n'est en les comparant, en les comptant.

L'application du calcul des probabilités à la médecine, dont nous faisons usage depuis plus de deux ans dans l'hospice St-Éloi, n'est pas un stérile et abstrait emploi de chiffres : c'est un complément à nos observations, un moyen à l'aide duquel nous apprécions la justesse de nos inductions, la valeur des conséquences pour modifier, changer ou sanctionner les principes de pathologie et de thérapeutique qui nous guident dans l'exercice de notre profession.

Si la répugnance de M. d'Amador pour le calcul des probabilités était moins forte, s'il n'avait usé de tout l'artifice du langage pour dissuader ses collègues et ses disciples d'une entreprise hérissée de difficultés inextricables, qui exige de si pénibles travaux suivant lui, nous lui dirions tous les résultats favorables que nous en avons retiré dans l'hospice des cliniques de la faculté de Montpellier. Il n'hésiterait point à reconnaître que notre méthode a des avantages incontestables, celui , entr'autres, de prouver que nos propositions fondées sur de justes inductions, sur une logique naturelle, sont confirmées par l'exactitude numérique, puisqu'elle nous a fait découvrir cette proposition importante, savoir, que *la pratique de la médecine est parfois au dessous des découvertes et des immenses travaux dont cette science s'est enrichie depuis cinquante ans,* proposition dont la démonstration nous paraît impossible sans le secours des chiffres.

Mais, nous dit l'auteur dont nous avons discuté les opinions, la vaccine n'a pas empêché l'extinction des populations : *il faut à la mort une pâture* (1). C'est vrai, comme aussi la médecine physiologique n'a pas fait fermer les officines quoiqu'elle ait beaucoup restreint la vente des drogues. Mais est-ce la même chose de mourir à cinq ans de la petite vérole ou de mourir à cinquante de toute autre maladie? Est-ce la même chose de guérir quinze fluxions de poitrine sur vingt ou d'en guérir dix-neuf? Est-ce la même chose de guérir avec quelques remèdes d'une efficacité bien constatée ou d'être tourmenté par une multitude de drogues? Est-ce la même chose d'être

_____

(1) Pag. 125. « Car en définitif, *comme il faut à la mort une pâture,* elle la cherche ailleurs quand on lui ferme une porte. » La science que nous cultivons ne sanctionnera jamais une pareille assertion. Si Molière ou Rousseau avaient dit : il faut à la mort une pâture et des médecins *(médicastres)* pour aides, passe encore : mais un professeur en médecine !

dix ou quinze jours malade ou de l'être vingt ou vingt-cinq? Est-ce la même chose de mourir au bout de cinq ou six jours de maladie ou de lutter pendant quinze à vingt jours contre la mort? Enfin, la vaccine et la thérapeutique mieux éclairée ne peuvent-elles pas revendiquer une grande part dans l'augmentation des populations et dans celle de la durée moyenne de la vie? Le calcul des probabilités peut prouver tout cela par approximation, sinon avec toute l'exactitude mathématique.

Après nous être placé sur le terrain de notre adversaire, après l'avoir suivi pas à pas et nous être servi de ses armes, nous allons sortir du champ des hypothèses pour entrer dans celui de la pratique. S'il veut bien nous y suivre, nous lui présenterons pour nous combattre, outre les argumens et la logique qu'il manie si bien, des faits et des chiffres dont il pourra discuter, apprécier la valeur et l'exactitude. *Sinite ægrotos ad me venire.*

§ Ier.

Développement du mode d'application du Calcul des Probabilités à la Médecine.

Dans un mémoire sur la scarlatine observée en avril et mai 1821, publié dans le journal universel des sciences médicales, du mois de février 1822, nous avons fait remarquer que les auteurs qui ont dévoilé la nature d'un grand nombre d'inflammations confondues dans l'immense catégorie des fièvres, ont rendu un grand service à la science. Ainsi les *fièvres angineuse, érysipélateuse, dysentérique, puerpérale* et tant d'autres ont été rayées de la pyrétologie et le nombre des fièvres dites essentielles a été singulièrement restreint, en raison des progrès de la médecine et pour le bien de l'humanité. La scarlatine fut donc traitée alors, comme une phlegmasie cutanée dans laquelle des phénomènes d'irritation symphatique, concomitante ou consécutive du tube digestif ou de l'appareil respiratoire décélaient une complication qu'il ne faut jamais perdre de vue, et nous obtînmes des résultats plus avantageux que ceux de nos prédécesseurs et des praticiens de nos jours guidés par d'autres principes. Les faits rapportés dans ce mémoire confirment nos assertions et les heureux effets d'une thérapeutique éclairée par une bonne théorie.

Dans un autre mémoire sur l'angine tonsillaire, publié dans le même journal, n° de novembre 1822, cinq observations seulement sont produites pour constater les bons effets du traitement antiphlogistique contre cette inflammation, mode de traitement un peu trop exclusif que nous ne prétendons pas justifier en tous points et qui produisit encore de bons effets. Dans ces deux mémoires, l'observation et l'induction sont em-

ployées exclusivement pour faire apprécier la théorie
et son application clinique. C'est aussi sur des aperçus généraux, à l'exclusion du calcul des probabilités,
que nous avons publié (1) *des réflexions sur les résul-*
tats obtenus dans divers hôpitaux, pour servir à démon-
trer l'influence de la théorie sur la pratique de la méde-
cine. Ces résultats ne sont appréciables que dans les
hôpitaux, soit par un examen superficiel, approximatif, comme nous le fîmes alors, soit par des comparaisons numériques, par l'application du calcul des
probabilités, comme nous le faisons dans l'hospice
St–Éloi.

Dès cette époque, en 1823, nous avançames une
opinion qui s'est bien fortifiée depuis. La voici :
« Depuis que l'on considère plus attentivement les organes soit en santé, soit dans l'état de maladie,
soit après la mort, ou si l'on veut depuis que la
physiologie et l'anatomie pathologique éclairent la
médecine, c'est à ceux qui pratiquent dans les hôpitaux qu'est imposée l'honorable tâche de propager
les saines doctrines, de reculer les bornes de l'art
de guérir ; c'est à eux qu'il appartient plus parti-
culièrement de faire apercevoir l'action d'un grand
nombre de causes sur le développement, la durée et
la terminaison des maladies. » Nous la reproduisons
d'autant plus volontiers qu'il y a tendance à con-

---

(1) Même recueil, n° de mai 1823.

fier maintenant le service des hôpitaux aux plus habiles théoriciens plutôt que l'enseignement clinique
aux meilleurs praticiens, erreur dont les conséquences sont aussi fâcheuses que faciles à saisir,
car elles sont préjudiciables aux intérêts de l'humanité, à ceux de la science dont elle retarde les progrès, si elle ne la fait pas retrograder.

Les médecins pénétrés des principes du solidisme
savent bien que les phlegmasies aiguës et chroniques
forment la très grande majorité des maladies de la
tête, de la poitrine, de l'abdomen; et que leurs symptômes dont l'ensemble constitue le trouble général
désigné par abstraction sous le nom de *fièvre*, ex-
priment plus ou moins fidèlement l'intensité de l'irritation sur un ou plusieurs des organes contenus dans
ces cavités, et que cette *fièvre* augmente, diminue
ou cesse suivant que les agens thérapeutiques fa-
vorisent plus ou moins l'augmentation, la diminution
ou la cessation de l'inflammation. Ces réflexions pui-
sées dans l'étude des organes, pendant la vie et après
la mort, ont conduit les mêmes hommes à s'affranchir
des hypothèses trop accréditées sur lesquelles reposait
l'ancienne théorie des fièvres.

Les avantages obtenus en réduisant l'état fébrile
à sa véritable valeur dans les altérations morbides
de la poitrine et de l'abdomen dépendantes des phlegmasies, firent naître l'idée d'appliquer la même mé-

thode véritablement philosophique aux maladies des autres organes. Le principe d'où l'on était parti étant juste, l'application et l'extension de ses conséquences furent également exactes. Dès-lors l'idée d'une fièvre pouvant exister sans altération primitive d'un tissu ou d'un organe fut considérablement restreinte. On s'attacha surtout à agir énergiquement et de bonne heure ; on se convainquit que l'on ne pouvait plus avec raison et sans danger se constituer le contemplateur passif d'un état fébrile quelconque, en attendant une crise parfois dangereuse ou bien en confiant à la nature l'événement de la maladie. Les principes de la thérapeutique étant mieux fondés, le passage des phlegmasies aiguës à l'état chronique devint moins commun. Traitées d'une manière plus rationnelle, les maladies sont plutôt et plus sûrement guéries.

Tel avait été le résumé de nos observations dans les hôpitaux où le solidisme éclairé par la physiologie et l'anatomie pathologique était adopté. On y voyait des décès moins fréquens et là, plus qu'ailleurs, on savait tirer parti des nécroscopies. Dans tous les cas, en général, on trouve tantôt des traces d'une phlegmasie excessivement violente qui envahit plusieurs des organes les plus essentiels, ou bien ceux-ci après avoir résisté à des attaques répétées et entretenues par de nombreux excès, succombent à une exaspération nouvelle. Tantôt des lésions irré-

médiahles frappent tout à coup les viscères, après
les avoir minés insensiblement. Tantôt énfin, le mal
est tel par sa nature ou par son étendue que son
siége principal a échappé aux recherches d'un praticien investigateur, ou que les moyens les plus efficaces ont échoué.

Quelquefois même l'insuccès renforce des vérités
bâsées sur des faits positifs, la nécroscopie fournit
un trait de lumière à qui sait interroger la nature
et dont la pathologie et la thérapeutique feront leur
profit ultérieur. « Au commencement de 1820, disons-nous dans ce mémoire, dans un pays voisin de
l'Italie (1), dans une localité où les inflammations
aiguës et chroniques des appareils digestif et biliaire,
les fièvres intermittentes sont très fréquentes pendant l'été et l'automne, nous reconnûmes que plusieurs des malades auxquels on avait administré

(1) A Calvi, où je fus envoyé comme médecin adjoint par
l'administration de la guerre qui ne voulut pas laisser le
service médico-chirurgical de l'hôpital militaire de cette
ville, à un jeune praticien imbus du rasorisme et de l'humorisme de l'une des écoles d'Italie où il fut reçu docteur,
qui n'eut et qui n'a ni titre scientifique, ni titre académi-
que, ni jamais rien appris dans les hôpitaux d'instruction
et qui est aujourd'hui médecin principal et officier de la
légion d'honneur, le seul militaire qui mourut, pendant
mon service dans cet hôpital, était venu de l'Ile-Rousse
avec un anus contre nature par suite d'une hernie étran-
glée et suivie de gangrène. *Sinite œgrotos ad me venire.*

des toniques excitans, notamment de hautes doses de quinquina, avaient, séparément ou à la fois, des hydropisies, des engorgemens volumineux de l'abdomen, spécialement vers l'hypochondre droit. Quelques-uns dûrent le rétablissement de leur santé à l'usage des limonades végétales gommées, secondées par un régime et des exercices convenables, car il fut rarement nécessaire de recourir aux saignées capillaires. Nous avons guéri par les sangsues appliquées aux tempes, le long du cou, et par les rubéfians sur les pieds et sur les jambes, avec la diète et des boissons acidules, deux individus chez qui des symptômes très alarmans annonçaient que l'inflammation des membranes du cerveau succédait à une gastro-entérite aiguë, traitée par les stimulans diffusibles plus généralement appelés antispasmodiques. »

« La réunion de ces faits les rendait plus probans. Nous les comparâmes à d'autres et nous entrevîmes dès-lors la différence des résultats dans la pratique, suivant les principes d'après lesquels on se dirige. Nos conjectures se confirmèrent quand nous vîmes des malades atteints de fièvres adynamiques et ataxiques, c'est-à-dire, de phlegmasies diffuses de l'abdomen, de la poitrine, ou de l'encéphale, offrant les symptômes les plus caractéristiques de ces maladies, être traités par les toniques, les stimulans, les antispasmodiques les plus énergiques. De nombreux revers ne dissipaient pourtant pas l'aveuglement et la pré-

vention sur une thérapeutique si active, si incen-
diaire. »

« Ailleurs des praticiens timides ou incertains sur
la valeur des règles de leur choix prescrivent contre
les phlegmasies qu'ils reconnaissent des émissions
sanguines avec une réserve blâmable dont l'effet est
nul ou à peu près. Aussi peu versés dans les principes du solidisme que mal éclairés par la physiologie
et l'anatomie pathologique et par l'exacte observation des faits, ils croient, en marchant dans un sen-
tier trop étroit, éviter les fausses routes et se tenir
à l'abri des écueils. Leur incertitude un peu moins
funeste, nuit plus indirectement, et le passage des
maladies à l'état chronique est plus fréquent. Il suffit
d'assister aux visites de ces praticiens pour constater
tous les désordres causés dans l'économie par des
pneumonies aiguës passées à l'état chronique et à la
phthisie; et pour voir sur le *facies* de quelques malades l'empreinte des altérations occasionnées par l'inflammation fixée depuis long-temps sur le tube digestif
qui s'ulcère, se désorganise, ou fait périr dans un
marasme complet à la suite d'évacuations excessives.
Peut-il en être autrement si dans une péripneumonie
aiguë on hésite à prescrire une saignée de quatre à
cinq onces, et si l'on s'empresse de recourir immédiatement aux incisifs, aux béchiques, même aux
toniques? Ou lorsque dans une entérite intense, on
fait poser çà et là huit à dix sangsues sur l'abdomen,

en prescrivant presque aussitôt l'opium, le cachou, la rhubarbe, l'ipécacuanha? On ne saurait trop redire à ces praticiens bien intentionnés, mais mal instruits. Voyez les organes, considérez en même temps les remèdes que vous y placez, l'individu qui les prend et l'effet qu'il en retire. On ne saurait trop leur répéter que dans le premier cas les fonctions de la respiration sont gênées parce que les poumons devenus plus denses, faute de pouvoir se développer proportionnellement à l'afflux considérable du sang, n'y laissent plus pénétrer suffisament d'air ; et qu'en enlevant par des saignées abondantes ce sang attiré par l'inflammation, on diminue celle-ci, on facilite l'entrée de l'air dans les vésicules bronchiques et le retour de l'organe à ses fonctions. »

Dans ce mémoire publié en 1823, nous avons ajouté : « Quiconque a observé avec une attention soutenue la marche des maladies sous l'influence des remèdes, doit être convaincu de la justesse des réflexions ci-dessus ; et les médecins qui auront des doutes à cet égard les feront cesser en visitant avec soin plusieurs hôpitaux. Pour peu qu'ils soient exercés ils reconnaîtront dans bien des cas, par le seul examen des malades, quels sont les principes des médecins qui les traitent. »

Nous reproduisons ces réflexions, publiées il y a quinze ans, pour servir d'introduction et de commentaire aux tableaux et relevés ci-dessous. Vous en apprécierez la justesse , Messieurs , sans qu'il soit possible de nous prêter l'intention de faire aucune attaque contre des praticiens avec qui nous partageons le service des militaires malades. Au contraire , nous avons toujours eu avec ces savans professeurs des relations fondées sur une estime réciproque (1) et nous saisissons avec empressement cette occasion de leur témoigner publiquement nos sentimens de déférence et de considération. Ils ont plus d'habileté, mais nous croyons avoir un coup-d'œil plus juste ; ils ont plus d'érudition, mais nous croyons posséder plus de faits bien observés ; ils ont plus de confiance dans les anciens , mais nous en avons d'avantage dans les preuves tirées de l'anatomie pathologique dont ils s'occupent peu ou pas du tout. En d'autres termes , leur doctrine et la nôtre diffèrent beaucoup : il s'agit de prouver si elles sont également bonnes, ou si elles sont toutes mauvaises ; et, pour exprimer notre pensée sans déguisement , nous allons mettre aux prises l'empirisme d'Hippocrate , combiné à l'humorisme de Galien, tel qu'il était avant le 19e siècle, l'éclectisme pur et heureusement interprété , avec le solidisme éclairé par la physiologie et l'anatomie pathologique. Quand les chiffres parleront pour l'une de ces trois doctrines , nous userons de toute la réserve qui nous est commandée par notre position.

_____

(1) Ceci était parfaitement exact , lors de la composition de ce mémoire et le fut encore jusqu'au 13 novembre 1837.

Mais , puisque nous avons des pièces capables
d'éclairer l'opinion sur un procès qui a pour objet
un des plus chers intérêts de l'humanité et l'un des
points les plus importans de la science , il y aurait
plus que de la faiblesse à ne pas les porter aux débats soulevés par M. d'Amador , à ne pas les soumettre
au jugement de l'académie , à celui de tous les praticiens dont nous invoquons les lumières et l'expérience.
Nous travaillons avec ardeur, et depuis long-temps ,
à la solution d'un problême que voici : « *Prouver
par des chiffres , par des faits et par le raisonnement
que celui qui sait le mieux traiter une maladie aiguë
est le plus capable de prévenir son passage à l'état chronique et de prolonger le plus long-temps possible l'existence de celui qui souffre d'une maladie irrémédiable.* »
Problême dont la démonstration aura en outre l'immense avantage de mettre en évidence la supériorité
de l'une des nombreuses doctrines que l'on suit aujourd'hui par préjugé , par indifférence ou par opi-
niâtreté , sans parler de ceux qui n'en ont aucune,
par dédain ou par défaut de confiance. Des considérations d'un ordre aussi élevé imposent l'obligation
de divulguer les faits sur lesquels elles reposent ,
dussent nos sentimens d'estime , d'affection, de gratitude être méconnus ou mal interprétés. Pour juger ,
il faut entendre , il faut comparer , il faut compter :
c'est incontestable , surtout en médecine pratique ,
en ce qui concerne la pathologie , la thérapeutique
et la clinique. Si nous restons au dessous d'une

aussi belle tâche , nous aurons cependant bien mérité, nous le croyons , de la science et de l'humanité , en signalant le premier une aussi grande entreprise que d'autres poursuivront plus heureusement.

Nous avions publié , avant la circonstance toute favorable que nous avons saisie , dont vous allez juger les résultats , à laquelle M. d'Amador donne un caractère d'opportunité qui repousse toute idée d'agression personnelle ou théorique, dans une discussion purement scientifique , toute pratique, nous avions publié des comptes-rendus de notre pratique pour en faire juger les résultats , pour engager d'autres médecins à nous imiter ou à mieux faire. Bien peu répondirent à notre appel. Toutefois ces travaux nous valurent de précieux témoignages d'estime sans exciter l'émulation ni la controverse que nous provoquons aujourd'hui sur une des plus importantes questions de médecine. Les termes de comparaison nous manquaient à la Rochelle et à Calais , comme nous allons le rappeler en peu de mots. Nous n'avions pas , comme aujourd'hui , la preuve du calcul des probabilités à pouvoir ajouter à l'appui des faits, des inductions et du raisonnement. *Sinite ægrotos ad me venire.*

Dans une notice sur les maladies observées à l'hôpital militaire de la Rochelle , pendant le quatrième trimestre de 1827 (1) , sur 636 guérisons et 13 décès,

---

(1) Même recueil, Nº de mai 1828 , page 129.

on trouve que la proportion des guérisons aux décès,
pour tous les fiévreux, est comme 49 environ est
à 1; tandis que pour les militaires condamnés aux
travaux publics, traités dans le même hôpital, par
nous aussi, et dans des circonstances semblables, la
proportion des guérisons aux décès est comme 17 à 1.

Une différence si remarquable tenait à ce que des
fièvres intermittentes peu graves formaient près des
trois quarts de la totalité des maladies des militaires
reçus dans l'hôpital, venant de la garnison ou de
dehors, tandis que les maladies des condamnés aux
travaux publics, venus presque tous des ateliers de
la Belle-Croix, étaient bien plus graves, plus invétérées, compliquées parfois d'affections morales déprimantes qui exerçaient une fâcheuse influence sur la
terminaison de ces maladies dont plusieurs étaient
devenues chroniques par l'effet de phlegmasies anté-
rieures incomplétement guéries ou par suite de récidives.

Le calcul des probabilités appliqué à la médecine,
dans ce cas-ci, prouvait que les circonstances d'âge,
de sexe, de saison, d'hôpital, de doctrine, étaient
les mêmes; et que les différences provenaient de la
nature et de l'ancienneté des maladies, des dispositions morales de ceux qui en souffraient. Les chiffres
donnaient une évidence arithmétique à des vérités
déjà connues, il est vrai, mais plus facilement appréciables aujourd'hui, savoir, que l'ancienneté de la

maladie, sa répétition ou le développement d'une maladie concomitante ou consécutive, chez un sujet en butte à des privations ou accablé par des affections morales déprimantes, sont des complications fâcheuses, des empêchemens de guérison, des causes puissantes de décès.

Dans le compte-rendu sur les maladies observées dans le même hôpital, pendant le premier semestre de 1828 (1), sur 999 fiévreux guéris et 29 morts, la proportion, pour la totalité des fiévreux est de 34 1/2 guérisons pour un décès. Pour les hommes libres, la proportion est de 73 à 1; tandis qu'elle est de 17 à 1, chez les condamnés. Ces chiffres viennent à l'appui des précédens et des assertions ci-dessus. Pendant le deuxième semestre de la même année (2), sur 1,473 fiévreux guéris et 33 morts, la proportion de 45 guérisons pour 1 décès est la même à peu près dans les salles des militaires libres et dans celles des militaires consignés. Un changement si notable s'explique par l'installation à poste fixe d'un chirurgien aide-major dans l'atelier de la Belle-Croix et par un service de santé régulier substitué à l'indifférence la plus absolue, à des négligences blâmables. D'un autre côté l'augmentation des décès dans les salles libres était causée par l'arrivée des jeunes

(1) Même recueil, n° de juillet 1828.
(2) Même recueil, n° de mars 1829.

soldats incorporés dans les 60e et 36e régiments de ligne. Il y en avait d'une constitution faible, détériorée; d'autres étaient en proie à la nostalgie, à des affections morales déprimantes. Toutes les réflexions et inductions pathologiques et thérapeutiques exposées dans ce mémoire sont fondées sur d'exactes observations, sur de justes raisonnemens auxquels les preuves numériques donnent un caractère de force, de vérité qui en fait mieux apprécier la valeur sans que l'anti-numériste le plus prononcé puisse y trouver à redire.

Le compte-rendu des maladies observées en 1829 (1), présente aussi des différences remarquables dans la proportion des guérisons aux décès qui est de 31 à 1, sur la totalité de 1,224 guéris et 44 décédés, pendant le premier semestre; et de 85 à 1, sur la totalité de 1,078 guéris et 21 décédés, pendant le deuxième, celle des militaires condamnés étant à peu près la même que précédemment. Des considérations d'hygiène et sur le mode d'exécution du service de santé dans les régiments qui ont fourni les malades, donnent l'explication de la différence que les chiffres et la nature des affections morbides font apercevoir. C'est aux faits et aux chiffres, comme nous le disons dans ce mémoire, que nous nous attachons de préférence, car c'est le positif en méde-

(1) Même recueil, mois d'avril 1830.

cine. Ils contribuent en outre à faire juger l'influence plus ou moins heureuse des doctrines sur l'exercice de l'art. « Que ne sommes-nous assez sages, (1) a dit un médecin aussi spirituel qu'habile écrivain, pour ne combattre nos adversaires qu'avec des chiffres et pour en appeler à l'arithmétique de toutes les subtilités qu'ils nous opposent ? »

Dans le mémoire sur l'épidémie de fièvres intermittentes observée à la Rochelle, publié dans le journal universel et hebdomadaire de médecine et de chirurgie pratiques, n° de novembre 1831, pag. 253, sur un total de 513 guéris et 6 morts, en *deux mois*, la proportion des guérisons aux décès est dans le rapport de 85 1/2 à 1. Un résultat si favorable ne surprendra point si l'on veut bien se rappeler, comme nous l'avons dit ci-dessus, que ces fièvres étaient généralement simples et bénignes. Mais si l'on compare ces fièvres intermittentes avec celles qui atteignirent tant de militaires lors de l'expédition française en Morée, la proportion des guérisons aux décès ayant été de 6 à 8 au plus pour 1; et surtout aux intermittentes pernicieuses qui accablèrent la garnison de Bone, en Afrique, en 1833, la mortalité ayant atteint plus d'un tiers de la garnison, suivant l'assertion consignée dans une dissertation inaugurale, on sera

---

(1) Journal universel des sciences médicales, mai 1823, pag. 182.

très porté à croire que la différence très caractéris-
tique dans la nature de ces fièvres est la principale
cause d'une disproportion aussi extraordinaire dans
la mortalité sans être pourtant unique. Dans les cas
de cette espèce, le complément des chiffres eut été
bien utile pour faire apprécier les faits et les raisonnemens ainsi que la théorie.

C'est précisément ce que nous fîmes dans un compte-
te-rendu publié dans le n° 107 du journal susmen-
tionné, lorsque des maladies bien plus graves, des
phlegmasies gastro-pulmonaires typhoïdes, nous donnèrent des rapports de 14 et 9 guérisons pour 1
décès, proportion que nous n'eûmes jamais, avant
ni depuis, résultat qui fixa toute notre attention et
nous fit modifier le mode de traitement appliqué à
ces maladies. Tel est l'avantage de la méthode numérique, comme nous l'entendons, qu'elle confirme
l'exactitude des faits, la justesse du raisonnement et
fait apercevoir une fausse induction, une doctrine
erronnée.

Dans le mémoire sur les maladies observées en
1830, publié dans les annales de la médecine physiologique, N° de Juillet 1831, pag. 28, sur un
total de 577 fiévreux guéris et 19 décédés, on voit
encore que la proportion des guérisons aux décès,
dans les salles libres est de 41 à 1 et de 18 1/2 à
1, pour les condamnés aux travaux publics. Dans

celui que nous avons publié (1) sur le choléra épidémique de Calais, nous avons obtenu des résultats plus favorables qu'ailleurs, ce qui a fait dire que nous avions observé et traité fort peu de cas graves. Et enfin dans le compte-rendu de notre pratique pendant vingt mois, publié dans ce Journal, Mai 1834, nous avons obtenu une proportion de 56 3/4 à 1, dans le nombre de 681 guéris pour 12 morts. Si vous ajoutez à ces 681 guérisons et à ces 12 décès, les 212 guérisons et les 19 décès du 4ᵉ trimestre de 1831 et du 1ᵉʳ trimestre de 1832, époque pendant laquelle il y eut beaucoup de troupes et des maladies graves dans le nord de la France, vous aurez pour un total de 893 guéris divisés par 31 décédés, une proportion de 28 guérisons $\frac{25}{31}$ pour 1 décès.

Il résulte de ces comptes-rendus publiés en dix ans, que la proportion la plus favorable que nous ayons obtenue sur plusieurs milliers de malades traités dans l'Est et dans l'Ouest, dans le Nord et dans le Sud de la France, a été de 85 1/2 guérisons pour 1 décès et la plus désavantageuse de 9 guérisons pour 1 décès, lors d'une épidémie de fièvres typhoïdes, époque pendant laquelle, suivant un journal (2), le 12ᵉ

(1) Même Journal, juillet 1832.
(2) Voyez journal universel et hebdomadaire, octobre 1832, page 55.

régiment en garnison à Valenciennes perdit deux
cents hommes dans ses bataillons de guerre. Enfin
si vous divisez les sept mille trois cent quatre-vingt-
treize malades guéris , par les cent quatre-vingt-
seize décédés dont il est question dans tous ces comptes-rendus , vous aurez trente-sept guérisons $\frac{141}{196}$
pour un décès. C'est une proportion plus favorable
que celle de notre service à Montpellier dont nous
vous donnerons bientôt , pages 99 et 100, une explication aussi juste qu'elle est satisfaisante.

Ces publications pendant quinze ans et les succès
d'une pratique civile parfois très étendue firent dire
que nous avions à faire à des jeunes gens bien cons-
titués , dans des conditions de traitement et de guérison très favorables ; et un heureux hasard, une
sorte de bonheur, disait-on encore , nous faisait
obtenir des résultats plus favorables que ceux d'autres
praticiens avec qui on nous comparaît. Nous croyons
nous , être plus véridique en disant que ces résultats
tiennent à la supériorité de la doctrine que nous suivons, à la judicieuse application que nous en faisons,
aux réflexions lumineuses qui nous furent suggérées
par l'observation de plusieurs milliers de malades,
par l'examen de plusieurs centaines de cadavres et
enfin à la juste application du calcul des probabilités. Nous en appelons à votre jugement, Messieurs ,
dans l'espoir qu'il nous sera favorable et que vos
précieux témoignages d'estime et de bienveillance nous

récompenseront d'aussi longs travaux entrepris pour notre instruction, pour justifier la confiance dont l'administration nous a honoré, et poursuivis courageusement pour l'avancement de la science et l'intérêt de l'humanité.

En traçant ces lignes, nous croyons devoir y ajouter la judicieuse réflexion d'un savant aussi distingué par ses talens, que par ses efforts pour l'enseignement et la profession des médecins, que par son habileté en administration. Il disait devant nous, le 20 août 1837, qu'il y a trois classes de médecins : « Les uns qui tuent, d'autres qui laissent mourir, d'autres qui guérissent les malades; » réflexion fort juste, trop inconnue dans le monde, dont l'arithmétique fournira la preuve un jour ; qui nous rappela de suite le *non nocui* que nous nous efforçons de mettre en pratique et l'accusation de Delille, citée ci-dessus pag. 21.

Pour prouver enfin que la statistique médicale, l'application du calcul des probabilités à la médecine n'est point une innovation que l'on tente d'introduire en France et qui est inconnue ailleurs, nous allons terminer ce paragraphe par la traduction libre d'un apologue Allemand plus satirique encore pour les médecins que la comparaison de la pièce de monnaie jetée en l'air, faite par M. d'Amador et que nous lui avons si vivement reproché, page 19 de ce mémoire.

« Un homme versé dans les sciences occultes, se
trouvant malade , voulut choisir le médecin le plus
heureux dans sa pratique. En conséquence, il se diri-
gea vers la maison du docteur le plus en vogue dans
le pays. Avant d'entrer, le magicien ayant recours
à son art, évoqua les ombres de tous ceux qui étaient
morts entre les mains de ce fameux praticien. La
multitude des ombres était si considérable que le
sorcier s'en alla chercher ailleurs de plus habiles médecins, à la porte desquels renouvelant ses épreuves,
il voyait toujours paraître trop d'ombres pour donner
sa confiance à aucun d'eux. Enfin, il arriva à la porte
d'un médecin presque inconnu où l'évocation accou-
tumée ne fit sortir de terre qu'une seule ombre. Le
magicien ravi croyait ce docteur plus habile que ses
confrères ; mais il se trompait fort : celui-ci n'avait
jamais traité qu'un seul malade. »

§ II.

APPLICATION du *Calcul des Probabilités aux maladies
observées et traitées dans l'hospice des Cliniques de
Montpellier , du 1er janvier 1836, au 1er janvier
1838.*

Cette section étant établie dans le double but de
démontrer par des chiffres et des faits nos proposi-

tions contre celles de M. d'Amador sur le calcul des
probabilités appliqué à la médecine et d'offrir un
tableau comparatif de notre pratique, vous concevrez
notre réserve sur ce point-ci et le parti que nous
prenons de nous restreindre à l'énumération des faits,
à l'exposé des chiffres, nous en référant à vous,
Messieurs, pour les inductions et réflexions à en déduire, pour le jugement à porter sur leurs résultats.

Quant aux objections insérées dans les pages 29
et 30 du mémoire sur le calcul des probabilités,
nous les reproduisons pour montrer combien peu
elles sont fondées, combien les circonstances mettent
en évidence l'impossibilité de nous les opposer.
« D'ailleurs, dit M. d'Amador, chacune de ces méthodes conteste le résultat des autres, et fait inter-
venir dans l'appréciation des faits une multitude de
circonstances qui ont besoin elles-mêmes d'être sou-
mises à *la probabilité*. Tous ces hôpitaux sont-ils également salubres? Tous ces praticiens sont-ils également exacts? Tous les malades étaient-ils dans les
mêmes conditions? Ont-ils été traités tous dans la
même saison de l'année? etc. Et si l'expérience de
quelques jours établit une probabilité, il est à présumer aussi que l'opinion des *siècles passés* a la sienne;
et probabilité pour probabilité, celle qui se présen-
terait avec le constant témoignage de vingt-deux siècles
ne vaudrait-elle pas mieux que celle de quelques
années? Voyez donc, Messieurs, qu'elle prodigieuse

quantité d'élémens nouveaux entrent dans le calcul et l'envahissent de toutes parts. Essayez même par l'imagination, d'en mesurer les difficultés et vous reculerez épouvantés ! »

Oui, l'hôpital est le même, à la seule différence que nos fiévreux couchés au 2ᵉ étage y sont un peu plus chaudement en été et plus froidement en hiver que ceux de M. le professeur de clinique médicale qui occupent le 1ᵉʳ étage. Oui, ils sont du même sexe, du même âge, soumis au même régime, aux mêmes influences morales, livrés aux mêmes travaux, reçus dans les mêmes saisons, puisque, depuis deux ans ils sont placés très exactement et *par tour de semaine*, tantôt dans l'un, tantôt dans l'autre de ces deux services (1). Les médicamens, les alïmens proviennent de la même pharmacie, de la même cuisi-

---

(1) Il y a cependant des exceptions dont il faut parler afin que l'on voye, ci-dessous, pourquoi jai traité plus de militaires dans l'hospice Sᵗ-Éloi que les professeurs de clinique interne avec qui je partage la totalité des Sous-Officiers et soldats libres. Les consignés et Officiers fiévreux sont traités *par moi seul*, et j'ai reçu plusieurs militaires des autres services pour cause de suspicion, de réforme, de renvoi, etc. *Le 27 août* 1836, époque à laquelle il y avait des maladies graves, et dernier jour de l'une des semaines du professeur de clinique en exercice, celui-ci m'envoya ses dix entrans. *Un seul militaire* atteint de contracture des orteils fut envoyé par moi dans le service des blessés.

ne. Pour les malades de ces deux divisions toutes les circonstances sont les mêmes, ou à peu près compensées. La seule et grande différence, celle qu'il importe le plus de connaître, d'apprécier, la plus susceptible enfin de conduire à la solution de la plus importante question de médecine, sous le rapport de la théorie et de la pratique, la seule grande différence consiste dans la différence de doctrine et dans son mode d'application.

Les avantages du calcul des probabilités appliqué à la médecine sont si positifs, si évidens, que nous n'hésitons point à déclarer que ceux, qui se seront livrés pendant plusieurs années à ce genre de travail, ne le discontinueront pas. Les médecins qui en contestent les résultats ou qui s'efforcent de les déprécier n'ont jamais expérimenté ce genre de preuve si propre à confirmer, modifier, rectifier les témoignages de l'observation et de l'induction. Comme nous l'avons dit dans la première partie de ce mémoire, les anti-numéristes ressemblent beaucoup aux médecins qui rejettent une doctrine sans l'avoir jamais étudiée ni comparée. Les uns et les autres, telle que soit leur habileté et leur séduisant langage ne nous convaincront jamais; et nous aimons à croire que M. d'Amador reviendra de sa répugnance pour le calcul, dès qu'il en aura fait application à un millier de malades seulement, tant nous avons foi en sa loyauté, tant nous espérons de sa sagacité.

Nous regrettons de n'avoir pas apprécié plutôt les avantages du calcul des probabilités. Si nous l'avions employé pendant que nous étions chargé du service médico-chirurgical du petit hospice de Neufbrisach, nous pourrions actuellement constater par des chiffres ce que nous sommes obligé de dire par approximation, savoir, que les résultats de notre pratique furent là plus favorables que partout ailleurs, puisque, si nos souvenirs sont exacts, dans un intervalle d'environ deux ans, nous n'eûmes pas un seul décès et peut-être plus de trois cents guérisons.

Ce résultat des premières années de notre pratique comparé à celui de notre service dans l'hospice des cliniques de Montpellier, pourrait faire dire à un médecin superficiel, à un logicien satirique, que nous étions plus heureux au début de la carrière qu'après quinze ans d'exercice, que l'expérience loin de nous éclairer, nous induit à erreur. Mais avec plus d'attention et de réflexion, on trouve dans cette comparaison une preuve nouvelle de la justesse et de l'étendue de notre proposition : « *Celui qui sait le mieux guérir une maladie aiguë, est le plus capable de prévenir son passage à l'état chronique et de prolonger le plus long-temps possible l'existence de celui qui souffre d'une maladie irrémédiable.* »

Dans le service médico-chirurgical de Neufbrisach, les blessés, vénériens et galeux étaient compris et les décès, vous le savez, sont rares parmi eux. Si vous jettez les yeux sur les deux tableaux nécrologiques A. B. ci-dessous, vous y verrez que ces trois classes de malades ne fournissent pas un treizième des décès. Voilà déjà une explication positive, numérique, de la différence en question. De plus Neufbrisach n'était point un lieu de passage ; son hospice recevait les malades de la garnison seulement. Ils y étaient envoyés promptement et en sortaient presque toujours *après consolidation de guérison* ; tandis que Montpellier est un chef-lieu de division militaire où l'on envoie des petits hospices voisins des hommes jugés incurables ou atteints de maladies chroniques. Si vous voulez vous rappeler comme on tient à la vie, combien les malades se font illusion quand ils sont minés par des désorganisations fort avancées, vous ne serez point surpris que la célébrité du climat et de l'école de Montpellier attire dans son hospice des cliniques, des moribonds venus de Toulon, de Lyon et au-delà, en voiture, en charrette, dans l'espoir d'obtenir une guérison devenue impossible.

Le relevé des annotations mises sur les billets de décès par ceux qui ont traité les malades et dont tous les *duplicata* sont signés par nous, constate ces faits et si nous vous présentions le résumé du nécrologe où sont inscrits tous les détails nécroscopiques des trente-huit militaires décédés dans notre service, vous y verriez que quatorze ont succombé à des maladies aigues, les vingt-quatre autres étant morts

de maladies chroniques pour lesquelles vingt d'entr'eux avaient eu d'autres séjours d'hôpitaux ou avaien t
été traités avant notre entrée en fonctions. Si vous
reconnaissez enfin que ces 38 décédés ont founi 1960
journées, pendant leur dernier séjour d'hôpital (V.
Tabl. E.), ou 51 journées 2|3 par malade, ce
chiffre vous prouvera surabondamment la véracité de
nos assertions, comme de la proposition ci-dessus,
car vous savez bien que les maladies aigues n'on
pas une durée moyenne de plus de cinquante-et-un
jours (1).

A Montpellier qui est un si fréquent passage de

---

(1) Pour prévenir toute interprétation défavorable sur la
comparaison des résultats numériques de ma pratique avec
ceux des savans professeurs de clinique médicale avec qui
j'ai partagé le traitement d'environ deux mille fiévreux,
je dois déclarer ici qu'ayant été chargé de la signature
des *duplicata* de tous les billets de sortie et de décès,
cela m'a fait connaître les uns et les autres. Le mouvement mensuel, qui me fut aussi délivré très exactement
par le bureau des entrées, m'a fait connaître tous les mois
la totalité, par genres de maladie, des militaires traités
dans l'hospice St-Éloi. J'ai donc profité de ces documens
positifs, sans agir clandestinement, comme on l'a fait
pour établir une comparaison de la pratique de M. Broussais
avec celle de ses collègues, à la différence encore que tous
les fiévreux entrans furent ici partagés par semaine, tandis
qu'au Val-de-Grâce, les plus malades étaient placés dans
le service de la clinique affecté au médecin en chef.

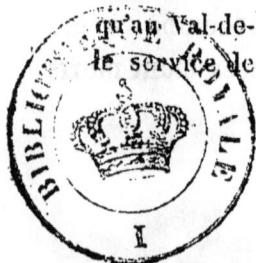

militaires voyageant isolément ou par corps, plus
qu'à Neufbrisach, nous avons prévenu la transfor-
mation des maladies aigues en maladies chroniques
et consolidé leur guérison, notre pratique étant plus
éclairée par l'expérience. Or, notre pratique nous
offrant peu d'occasions d'observer des maladies dé-
générées ou chroniques, il nous a bien fallu profiter des cas fournis par la pratique d'autrui; et,
si nous avons tant de décès par maladies chroniques,
c'est que nous avons pensé, dans l'intérêt des malades qui en souffraient et dans celui du trésor, mieux
agir en tâchant de prolonger leur existence le plus
long-temps possible, que de les envoyer avec des congés
de convalescence, de renvoi ou de réforme dans leurs
familles où la plupart d'entr'eux ne seraient même
pas arrivés (1).

_____

(1) Je pourrais constater ici, encore par des chiffres, que
le nombre des militaires sortis, depuis deux ans, avec des
congés de convalescence, de réforme ou de renvoi, et
surtout avec un moyen de transport, ne s'élève pas,
dans mon service au quart de celui du professeur de clinique médicale. J'ai conservé à l'hôpital, en 1836, quelques hommes réformés que je savais ne pouvoir pas vivre
long-temps, plutôt que de les exposer à mourir dans un
petit hospice, à quelques étapes d'ici ou sur une charrette.
En 1837 un seul militaire revenu d'Afrique et proposé pour
prolongation de congé de convalescence pour cause de
rhumatisme chronique avec adénites sous-maxillaires, fut
réformé dans mon service; un autre fut renvoyé pour
phthisie antérieure à son admission au service et quatre

Cette comparaison des malades de Neufbrisach avec
ceux de Montpellier,, nous fournit encore une remarque importante , savoir , qu'une maladie est d'autant
plus facile à guérir qu'elle est plus rapprochée de
l'époque de son invasion , et le malade d'autant plus
à l'abri d'une rechûte ou d'une récidive que sa guérison a été mieux consolidée. Nous blâmons trop la
conduite irréfléchie ou imprudente des médecins qui

---

autres envoyés en congé de convalescence , un seul avec
la voiture à cause de l'état valétudinaire auquel l'avait
réduit une antipathie formelle pour le service militaire.
Et comme je suis co-signataire des certificats de visite établis pour les militaires fiévreux de la clinique médicale ,
je puis encore dire que sept congés de réforme et plus de
quinze congés de convalescence furent délivrés à des malades dans ce service pendant l'année 1837 seulement.
Ces faits me font ajouter que bien peu de mes collègues
dans les autres hôpitaux pourraient signaler quelques militaires traités par eux, après l'avoir été par moi, d'une
maladie dont la guérison n'aurait pas été consolidée.

Tous ces raisonnemens, comme ceux qui précèdent et
qui suivent sont principalement fondés sur la nature des
maladies et sur la prolongation du dernier séjour d'hôpital des trente-huit fiévreux morts dans mon service ,
comparativement à la durée du séjour, à la nature des
maladies des militaires qui ont succombé dans la clinique
médicale. Si l'on vient à prouver que la très grande différence signalée dans ces deux services sur la nature
des maladies , sur la durée du dernier séjour d'hôpital,
n'est pas exacte , on démontrera facilement l'erreur de mes
inductions .

discontinuent leur surveillance à la fin d'une maladie ou pendant la convalescence , pour en agir ainsi. Le professeur Andral et des praticiens vraiment dignes de ce nom ont bien raison d'insister sur ce point de pratique , au sujet des phlegmasies si nombreuses de l'appareil digestif et des poumons. C'est surtout à l'égard de celles-ci qu'il importe de suivre les progrès de la convalescence, d'obtenir la terminaison par délitescence ou par résolution complète , et de bien se garder de croire la guérison assurée quand l'état fébrile, les symptômes généraux ont disparu.

De tout ce qui précède il résulte évidemment des chiffres et des faits que , dans l'espace de quinze ans, la proportion des guérisons aux décès fut plus favorable à Neufbrisach qu'à Calais ; à Calais qu'à la Rochelle ; à la Rochelle qu'à Montpellier ; à l'exception des cas d'épidémies , ce qui est en raison inverse de la population, de la célébrité de ces villes et des passages militaires. D'où nous concluons que Paris étant la plus populeuse, la plus célèbre des villes de France , et pour d'autres raisons (1), la proportion des guérisons aux décès doit y être moins favorable que partout ailleurs, tant nous sommes persuadés d'après ce que nous voyons si fréquemment à Montpellier, que les individus atteints de maladies chroniques doivent y arriver d'un rayon bien plus étendu

(1) Celles entr'autres des innovations, de essais téméraires de drogues.

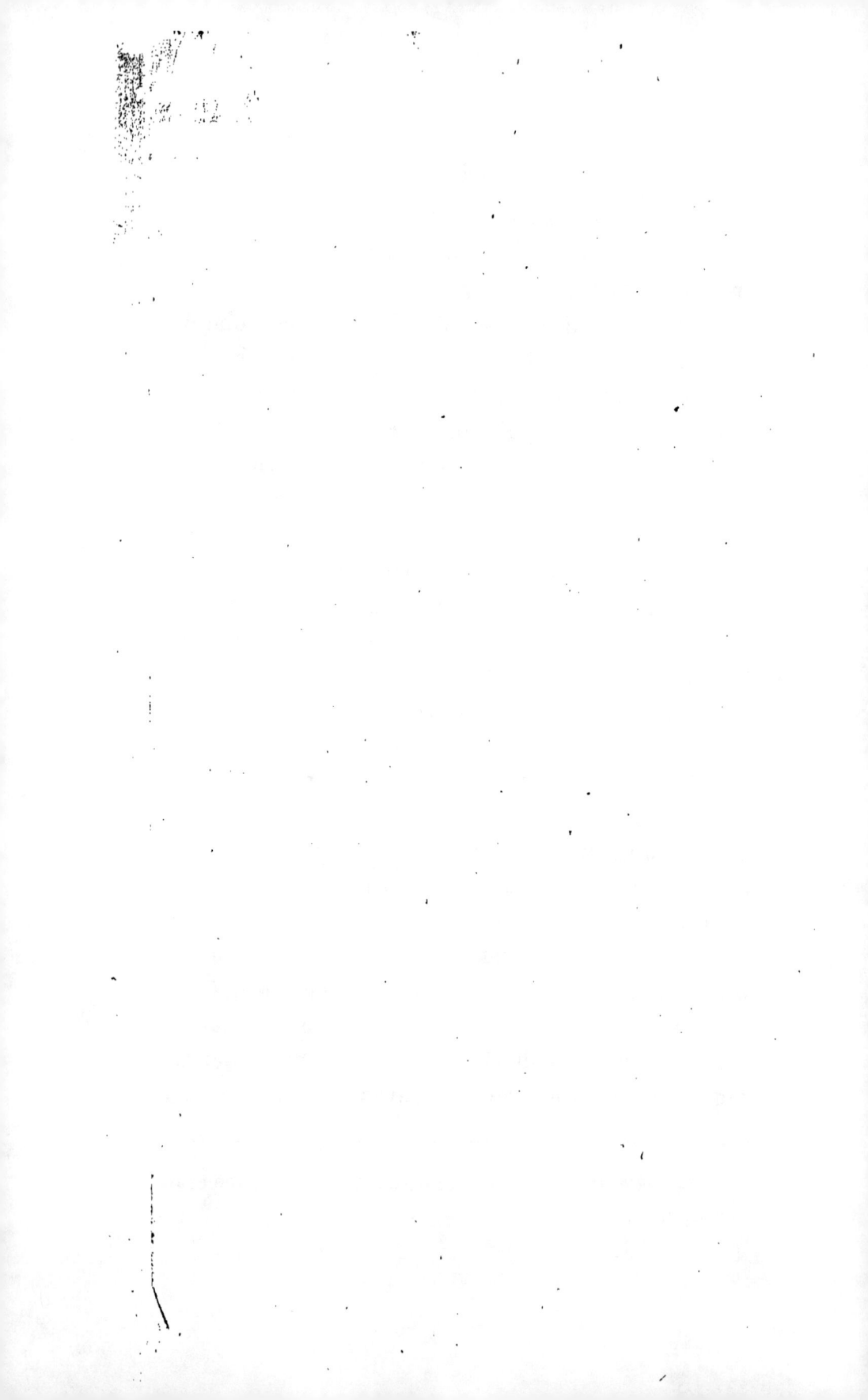

TABLEAU A.

ÉTAT DES MILITAIRES

DÉCÉDÉS DANS L'HOSPICE DES CLINIQUES DE MONTPELLIER,

PENDANT L'ANNÉE 1836.

DÉSIGNATION DES CORPS.	BATAILLONS.	COMPAGNIES.	NOMS et PRÉNOMS.	AGE.	GRADES.	JOURS DE L'ENTRÉE A L'HÔPITAL.	JOURS DE LA MORT.	DURÉE DU SÉJOUR.	SERVICE SPÉCIAL OÙ MORT L'ENFANT	NATURE DES MALADIES D'APRÈS L'ANNOTATION MISE SUR LE BILLET DE DÉCÉS, PAR CELUI QUI A TRAITÉ LE MALADE.
13ᵉ d'Artillerie........	»	9ᵉ B.	MASSON, Jean Jacques..	24	Artificier	21 Novembre 1835.	6 Janvier 1836.	46	B.	de Phthisie.
26ᵉ de Ligne............	1	V.	CALBEAU, Jean..	25	Voltigeur	27 Décem. idem.	11 idem.	15	B.	de Phthisie
13ᵉ d'Artillerie........	»	11ᵉ B.	GUÉRIN, Pierre........	30	Canonnier	30 Nov. idem.	4 idem.	46	B.	de Phthisie.
2ᵉ Génie...............	»	6	DUGNY, Louis.........	33	Sapeur	4 Février 1836.	5 Février.	1	B.	de Méningite.
2ᵉ idem...............	1	3	SEGUIEN, Jean Baptiste Justin..	23	idem...	24 Février idem.	27 idem.	0	G.	Avant son entrée à l'Hôpital ; mort d'un coup de feu (service des blessés).
26ᵉ de Ligne............	2	4	NOIRGAT André.......	24	Fusilier	17 Décembre 1835.	1ᵉʳ Mars...	75	G.	Consomption ; suite de suicide continuée.
9ᵉ d'Artillerie.........	»	3ᵉ B.	BONNE, Nicolas........	23	Canonnier	22 Février 1836.	15 idem.	22	G.	d'une Entéro-colite devenue invétérable, quand ce Mᵗᵉ fut evacué de l'Hospice de Lunel sur celui de Montpellier.
11ᵉ de Chasseurs.......	2	»	DÉROCHE, Guillaume Joseph.	26	Chasseur	18 Septem. 1835.	20 idem.	18|	S.	d'Anasarque (service des blessés).
13ᵉ d'Artillerie........	»	2ᵉ B.	GOETZ, Charles.......	30	Canonnier	7 Novem. 1835.	25 idem.	139	G.	d'Hydropisie de bas-ventre et de poitrine, suite de maladie très invétérée.
Concentré au 2ᵉ Génie....	2	1	URBAIN, Chrétien.....	26	Sapeur	24 Mars 1836...	26 idem.	3	B.	Maladie de poitrine.
Canonniers Vétérans....	»	7	FAITOUX, Jacques.....	51	Sergent	31 Janvier idem.	4 Avril.	64	G.	de Pneumonie consécutive de plusieurs attaques d'apoplexie dont on l'a traité dans cet Hôpital avant 1836.
26ᵉ de Ligne............	1	5	GENTIL, Jean Baptiste..	23	Fusilier	29 Janvier idem.	19 idem.	81	G.	d'une Inflammation chronique du bas-ventre et de la poitrine pour laquelle il a fait un précédent séjour de sept mois dans cet Hôpital.
26ᵉ idem...............	2	1	BLAU, Joseph..........	23	idem...	8 Mars idem.	29 idem.	52	G.	Phthisie pulmonaire.
13ᵉ d'Artillerie........	»	11ᵉ B.	GLOTTES, François Jacques Philippe..	24	Canonnier	4 Avril idem.	8 Mai.	35	G.	Phthisie pulmonaire.
2ᵉ Génie...............	»	M.	DELJION, Jean Louis...	23	Mineur	9 Décem. 1835.	11 idem.	154	G.	d'une maladie chronique du bas-ventre compliquée d'inflammation de poitrine. Quand ce Mᵗᵉ est entré à l'Hôpital il souffrait depuis un mois.
26ᵉ de Ligne............	2	6	CHAVARDEL, Louis.....	24	Fusilier	29 Mars idem.	9 idem.	11	C.	de Variole confluente.
76ᵉ idem...............	1	1	ASTRUC, Pierre.......	25	idem...	1ᵉʳ Mars idem.	21 idem.	81	G.	d'un Épanchement de sang de plus de quatre kilogrammes dans le côté gauche de la poitrine.
26ᵉ idem...............	2	3	ADER, Arnaud.........	23	idem...	2 Avril idem.	2 Juin.	61	G.	de Phtisie pulmonaire dont il souffrait depuis 9 mois lors de sa dernière entrée à l'Hôpital.
5ᵉ Léger..............	2	5	TUCOU, Dominique.....	26	Sergent	2 Mai idem.	13 idem.	42	S.	d'Abcès par congestion (service des blessés).
15ᵉ de Ligne...........	2	6	MAGREZ, Frédéric Auguste..	43	Capitaine	9 Avril idem.	13 idem.	65	S.	d'une rétention d'urine (service des blessés).
10ᵉ Infanterie Légère....	1	V.	MARLIOUX, Antoine....	23	Voltigeur	21 Juin idem.	26 idem.	5	G.	d'une Encéphalite (fièvre cérébrale), quand ce Mᵗᵉ fut transporté à l'Hôpital, il ne fut pas possible d'obtenir de lui ni de ses porteurs aucun renseignement sur la cause et les progrès de sa maladie.
26ᵉ de Ligne............	3	5	CHARBONNEL, Jacques..	24	Fusilier	29 Mars idem.	27 idem.	90	G.	d'une maladie chronique de poitrine suivie de pleurupnyse et d'entéro-colite (inflammation du bas-ventre).
2ᵉ Génie...............	2	2	GAYRAL, Jean.........	24	Sapeur	22 Juin idem.	30 idem.	8	G.	d'une Encéphalite (hyperephalie aiguë) consécutive d'une pneumo-péritonite partielle dont il souffrait depuis 6 mois avant son entrée au service militaire.
26ᵉ de Ligne............	3	5	FAGE, Pierre..........	24	Fusilier	30 Avril idem.	18 Juillet.	79	G.	de Phthisie pulmonaire compliquée de dysenterie.
61ᵉ idem...............	1	V.	VALLIN, Jean Antoine..	33	idem...	27 Juillet idem.	28 idem.	1	C.	du Choléra sporadique.
2ᵉ Génie...............	1ᵉʳ	M.	CHARPENTIER, Émile Louis Philippe..	27	Sergent	10 Juin idem.	4 Août.	56	G.	de Phthisie pulmonaire.
9ᵉ d'Artillerie.........	»	6ᵉ B.	LAURENT, Pierre François..	44	Capitaine	4 Août idem.	20 idem.	16	G.	d'une maladie chronique très invétérée de la poitrine et compliquée pendant son séjour aux eaux de Balguès.
13ᵉ d'Artillerie........	»	11ᵉ B.	FAYÉ, Pierre..........	23	Canonnier	4 Juin 13 et...	9 Août idem.	56	B.	de Fièvre ataxo-adynamique.
61ᵉ de Ligne...........	2	3	POIGNANT, Mathieu...	29	Fusilier	9 Août idem.	20 idem.	11	B.	suite de petite vérole.
61ᵉ idem...............	2	2	BLUTEAU, Pierre.......	23	idem...	28 Août idem.	29 idem.	3	B.	Maladie cérébrale.
61ᵉ idem...............	2	4	GALPÈRE, Antoine Alexandre.	23	Caporal...	14 Août idem.	1ᵉʳ Septem.	18	G.	d'une Entero-colite (dysenterie).
61ᵉ idem...............	2	2	GOBARD, François J. S.	22	Fusilier	3 Septem. idem.	4 idem.	5	G.	Encéphalo-méningite (fièvre cérébrale).
61ᵉ idem...............	2	Gre.	ROCHEBOUET, Denis Joseph.	23	Grenadier	14 Août idem.	16 idem.	33	G.	Phthisie pulmonaire compliquée d'entéro-colite (dysenterie).
61ᵉ idem...............	1	1	DUCLOUX, Gabriel J. S.	22	Fusilier	17 Septem. idem.	29 idem.	12	G.	Gastro-encéphalite.
61ᵉ idem...............	1	5	BLANC, Jean Pierre...	22	idem...	26 Août idem.	5 idem.	10	B.	Fièvre muqueuse maligne.
61ᵉ idem...............	1	6	DESVAUGES, Jean François..	22	idem...	10 Septem. idem.	5 idem.	4	G.	Angine maligne avec affection grave du bas-ventre.
61ᵉ idem...............	1	1	MAZILLE, Claude......	22	idem...	22 Août idem.	17 idem.	26	B.	Fièvre muqueuse typhoïde.
61ᵉ idem...............	2	4	DUBIEN, Claude J. S...	22	idem...	10 Septem. idem.	17 idem.	12	B.	Fièvre muqueuse maligne.
61ᵉ idem...............	2	5	CHEVALIER, Jacques J. S.	22	idem...	9 Septem. idem.	24 idem.	21	B.	Fièvre muqueuse maligne.
61ᵉ idem...............	1	3	TRONÇY, Benoît.......	22	idem...	23 Septem. idem.	27 idem.	4	B.	Fièvre muqueuse maligne.
61ᵉ idem...............	3	V.	BOUCHON, Pierre......	22	Voltigeur	20 Septem. idem.	30 idem.	10	B.	Fièvre muqueuse maligne.
Canonniers Vétérans....	»	7	GIRARDIN, Louis Vincent.	26	Canonnier	9 Juillet idem.	30 idem.	83	G.	d'un Abcès par congestion (service des blessés).
61ᵉ de Ligne...........	3	1	TOINET, Antoine J. S..	22	Fusilier	1 Octobre idem.	7 Octobre.	6	G.	d'une Encéphalo-méningite, à 7 heures du soir.
2ᵉ idem...............	2	2	VIVIER, Joseph J. S...	22	idem...	23 Septem. idem.	13 idem.	11	B.	de Fièvre muqueuse maligne.
61ᵉ idem...............	1	4	AUBONNET, Gabriel J. S.	22	Fusilier	26 Août idem.	17 idem.	52	B.	d'Hypertrophie du cœur pendant la convalescence d'une fièvre typhoïde.
61ᵉ idem...............	Hors rang.		DUVAL, Auguste.......	25	idem...	10 Septem. idem.	17 idem.	37	B.	de Fièvre muqueuse compliquée de dysenterie.
61ᵉ idem...............	2	4	BESACE, Jean.........	23	idem...	21 Septem. idem.	18 idem.	24	B.	de Fièvre muqueuse maligne.
61ᵉ idem...............	2	2	RAY, Jacques J. S.....	22	idem...	23 Septem. idem.	20 idem.	31	B.	de Fièvre maligne avec gangrène.
2ᵉ Génie..............	2	3	DARBELET, Jean Didier..	28	Caporal...	11 Mai idem.	27 Décembre.	230	G.	à 7 heures du matin, d'une affection organique du cœur compliquée d'anasarque, suivie d'otravie et de congestion pulmonaire finale. Ce Mᵗᵉ avait été proposé pour la réforme le 4 juillet 1836.

Total des Journées de décédés.... 2119.

RÉCAPITULATION
DES DÉCÈS.

Porté mort............................ 1.
Clinique chirurgicale (L. et S.)....... 4.
Clinique médicale (B. et C.).......... 24.
Service de Médecin ordinaire (G.).... 20.

TOTAL.......... 49.

RÉCAPITULATION
PAR SERVICE DE DERNIER SÉJOUR D'HÔPITAL.

Porté mort............................ 0.
Dans le service de la Clinique chirurgicale.... 374.
Journées des décédés dans le service G.... 1273.
Journées des décédés dans le service B.... 423.
Journées des décédés dans le service C.... 99.

TOTAL des Journées.... 2119.

Certifié par le Comptable,

Montpellier, le 1ᵉʳ Janvier 1837.

Signé : ESPAGNE.

TABLEAU B.

ÉTAT DES MILITAIRES

DÉCÉDÉS DANS L'HOSPICE DES CLINIQUES DE MONTPELLIER,

PENDANT L'ANNÉE 1837.

DÉSIGNATION DES CORPS.	BATAILLONS.	COMPAGNES.	NOMS et PRÉNOMS.	AGE.	GRADES.	JOURS DE L'ENTRÉE À L'HÔPITAL.	JOURS DE LA MORT.	DURÉE DU SÉJOUR.		NATURE DES MALADIES D'APRÈS L'ANNOTATION MISE SUR LE BILLET DE DÉCÈS, PAR CELUI QUI A TRAITÉ LE MALADE.
				Ans.						
61e de Ligne	1	4	GENCE, Pierre	32	Fusilier	13 Octobre 1836	8 Janvier 1837	87	G.	Phthisie pulmonaire suite d'inflammation de poitrine contractée à la fin de 1835, et pour laquelle ce M. a séjourné longtemps à l'Hôpital de Besançon.
61e idem	2	4	BACH, Baptiste	23	idem	29 Décem. idem	8 idem	10	C.	Variole confluente.
61e idem	3	4	BAZIN, Jean Antoine	22	idem	10 Janvier 1837	17 idem	7	C.	Idem compliqué de bronchite et de fièvre adynamique.
61e idem	1	4	PLASSE, François Marie	22	idem	25 Décembre 1836	18 idem	24	C.	Lésion organique du cœur.
61e idem	2	6	ARMEAUX, François	22	idem	12 Février 1837	20 Février	8	G.	Phthisie pulmonaire pour laquelle il a séjourné précédemment à l'Hôpital, dans son service, puis dans celui de M. le Professeur de Clinique médicale.
Condamné du 66e	»	»	GUILAIN, Jean Baptiste	29	Ex-sergent	17 Mai 1836	21 idem	280	S.	Suites d'un abcès ouvert au bras et d'une pneumonie chronique (service des blessés).
2e Génie	2	3	PETIT, Désiré	26	Caporal	3 Février 1837	24 Mars	49	G.	Fièvre indéfinie (maladie indéterminée) contractée à Bonne (Afrique).
61e de Ligne	2	5	JOLY, Pierre	23	Fusilier	22 Janvier idem	23 idem	60	B.	Phthisie pulmonaire.
61e idem	1	2	TIXIER, Guillaume	29	idem	28 Avril idem	3 Mai	5	G.	Fièvre intermittente cérébrale pernicieuse.
1er Génie	2	M.	RAUX, Louis	28	Fourrier	28 Avril idem	8 idem	10	C.	Phthisie pulmonaire pour laquelle il a séjourné dans les Hôpitaux de Metz, de Langres, avant d'être transporté dans celui-ci.
61e de Ligne	2	2	GLAUDE, Jules Joseph	19	Fusilier	27 Février idem	12 idem	74	G.	Hydropésie de poitrine et de bas-ventre consécutive d'une broncho-pneumonie qui datait de 25 jours lors de son entrée à l'Hôpital.
Condamné	»	»	LEGONNIN, Malo Joseph	26	Chasseur	26 Avril idem	20 idem	24	G.	Pneumo-pleurésie chronique (phthisie), fort avancée quand ce M. fut transporté de l'Hôpital du Tut-a-non ici, et le jour de son arrivée je demandais sa translation de la salle des condamnés dans une salle libre pour le laisser vivre quelques jours de plus.
Marine, Comédie	»	»	LEBOT, Julien François	23	Quartier-mait.	23 Avril idem	31 idem	38	G.	Broncho-pneumonie chronique (phthisie), dont il souffrait depuis huit mois quand il entra ici au sortir de l'Hôpital de la Marine de Toulon avec un congé de réforme pour aller à Brest.
61e de Ligne	1	2	ROUANET, Arnal	22	Fusilier	2 Mai idem	3 idem	1	B.	Entré à l'agonie. Indiqué seul au soir : — N. B. à l'agonie, si on veut; mais il est sûr qu'on lui donna en gros d'ipécacuanha à 3 heures après midi.
61e idem	3	2	ESCALE, Pierre	22	idem	14 Mai idem	18 idem	4	B.	de Fièvre maligne muqueuse.
61e idem	3	3	GROSSE, Pierre J. N.	22	idem	24 Mai idem	6 Juin	13	C.	Encéphalite (fièvre cérébrale).
61e idem	1	1	ARNAL, Arnal J. S.	22	idem	26 Avril idem	14 idem	49	C.	Encéphalite compliquée de gastrite (fièvre cérébrale compliquée d'inflammation d'estomac).
1er Génie	2	2	GAILLARD, Jean	23	Sapeur	14 Avril idem	27 idem	74	G.	À 11 heures du soir d'une broncho-pneumo-pleurésie (phthisie), qui avait plus de six mois de date et dont il avait été traité à l'Hôpital militaire de Metz avant d'être transporté ici.
61e de Ligne	3	6	TEISSAIRE, Pierre J. S.	21	Fusilier	3 Juin idem	9 idem	6	G.	Encéphalite.
61e idem	2	4	MOURET, Guillaume J. S.	22	idem	23 Avril idem	30 Juillet	98	G.	d'une Gastro-entérite (fièvre cérébrale) à la suite de laquelle la nutrition n'a pu se rétablir ni les exercices revenir sous l'influence de la volonté.
61e idem	1	6	GARDÈS, Jules	30	idem	2 Juillet idem	3 idem	0	G.	Porté mort asphyxié par submersion.
61e idem	3	C.	BRUNET, Étienne	23	Grenadier	9 Juillet idem	21 idem	12	B.	Dysenterie maligne.
1er Génie	Sap.	Comb	LAFFON, Jean	27	Trompette	13 Juillet idem	14 idem	1	I.	Par suite des hémorragies qui amenèrent peu à peu son entrée à l'hôpital (service des blessés).
1er idem	2	3	FATAUD, Jean Louis	24	Sapeur	14 Août idem	24 Août	10	C.	d'une Encéphalo-méningite (fièvre ataxique) qui datait de 8 jours lors de l'entrée à l'hôpital.
14e Vétérans	»	14	RUSET, Nicolas	47	Fusilier	21 Mai idem	25 idem	96	G.	d'une Phthisie pulmonaire, pour laquelle il avait passé plus de 2 mois à l'hospice de Monde avant d'être venu au l'hospice Saint-Eloi.
61e de Ligne	Hors rang.		DUVAL, Louis	24	Fusilier	31 Mai idem	4 idem	65	C.	d'Encéphalite.
61e idem	3	3	GAU, Dominique	22	idem	3 Septem. idem	12 Septem.	9	G.	de Stomatite et angine gangréneuse.
61e idem	2	6	BOURRIER, Félicien	24	Caporal	3 Septem. idem	20 idem	17	C.	de Méningite.
61e idem	1	2	FAIVRE, Jean Baptiste	24	Fusilier	24 Septem. idem	2 Octobre	11	C.	Fièvre rémittente.
61e idem	2	3	VIDAL, Jean Jacques	22	idem	23 Septem. idem	6 idem	13	C.	Fièvre maligne.
61e idem	1	3	DESSAIRE, Joseph	22	idem	15 Juillet idem	10 idem	87	C.	Dysenterie chronique avec hydropisie ascite.
61e idem	2	2	TALON, François	23	idem	4 Septem. idem	25 idem	22	C.	Fièvre ataxo-adynamique.
61e idem	3	3	GOY, Alexis Henry	23	Caporal	30 Octobre idem	4 Novembre	5	C.	À cinq heures du matin de méningite consécutive de nostalgie.
1er Génie	Hors rang.		BOURGEOIS, Antoine	24	1er Sapeur	30 Octobre idem	11 idem	12	C.	À 10 heures du soir, d'une fièvre adynamico-nostrique.
Gendarmerie	»	»	ROUVIER, Rémi	45	Gendarme	24 Octobre idem	11 idem	202	S.	Suite des mâles d'une fistule à l'anus et de plusieurs abcès dans les environs du rectum.
1er Génie	Hors rang.		LÈDE, Jean	23	2e Sapeur	30 Octobre idem	20 idem	21	C.	d'Entérite avec dothinentérie.
1er idem	Sap.	cond.	GUYARD, Jean Baptiste Alexandre	26	Sap.-cond.	6 Novembre id.	25 idem	19	G.	À onze heures du matin, d'une encéphalo-méningite consécutive d'une maladie pour laquelle il a séjourné dans le service de la Clinique méd. du 23 septem. au 31 octobre dernier.
61e de Ligne	2	4	MEUNIER, François	23	Fusilier	15 Juin idem	27 idem	165	C.	À une heure du matin, d'une consomption dorsale suite d'une phthisie et de péritonite.
13e d'Artillerie	2	11e B	LECOQ, François Louis Joseph	27	Maréch-desir.	9 Novembre id.	29 idem	20	G.	Entéro-bronchite chronique suivie d'une entéro-colite avec symptômes de dysenterie et de choléra.
1er Génie	2	4	BASSE, Jean Pierre	22	2e Sapeur	26 Octobre idem	1er Décembre	36	G.	Entéro-péritono-encéphalite (phlegmasie diffuse, fièvre) typhoïde exaspérée.
Gendarmerie	»	»	DELBOS, Jean Pierre	48	Gendarme	16 Novembre id	14 idem	28	B.	d'une lésion organique du bas-ventre.
58e de Ligne	3	»	PETRY, Pierre	22	Voltigeur	27 Novembre id.	17 idem	20	B.	d'une fièvre maligne.
1er idem	1	3	ROUENEL, Jean	26	Sapeur	24 Novembre id.	18 idem	27	G.	Entéro-colite dysentérique consécutive d'une fièvre quotidienne et qui paraît avoir été provoquée par contagion.
1er idem	2	2	GIVAUDANT, Joseph	23	2e Sapeur	14 Décem. idem	24 idem	12	B.	À une heure trente minuit, d'une variole confluente.
1er idem	2	4	ANCIBOURE, Dominique	22	2e Sapeur	26 Décem. idem	28 idem	22	B.	d'une petite vérole compliquée avec fièvre péricébrale.
			Total des Journées de décédés.					1833		

RÉCAPITULATION DES DÉCÈS.

Porté mort	1.
Clinique chirurgicale (L. et S.)	3.
Clinique médicale (B. et C.)	23.
Service du Médecin ordinaire (G.)	18.
Total	**45.**

RÉCAPITULATION PAR SERVICE DU DERNIER SÉJOUR D'HÔPITAL.

Porté mort	0.
Dans le service de la Clinique chirurgicale	483.
Journées des décédés dans le service G	737.
Journées des décédés dans le service B	145.
Journées des décédés dans le service C	468.
Total des Journées	**1833.**

Certifié par le Comptable,

Montpellier, le 1er Janvier 1838.

Signé : **ESPAGNE.**

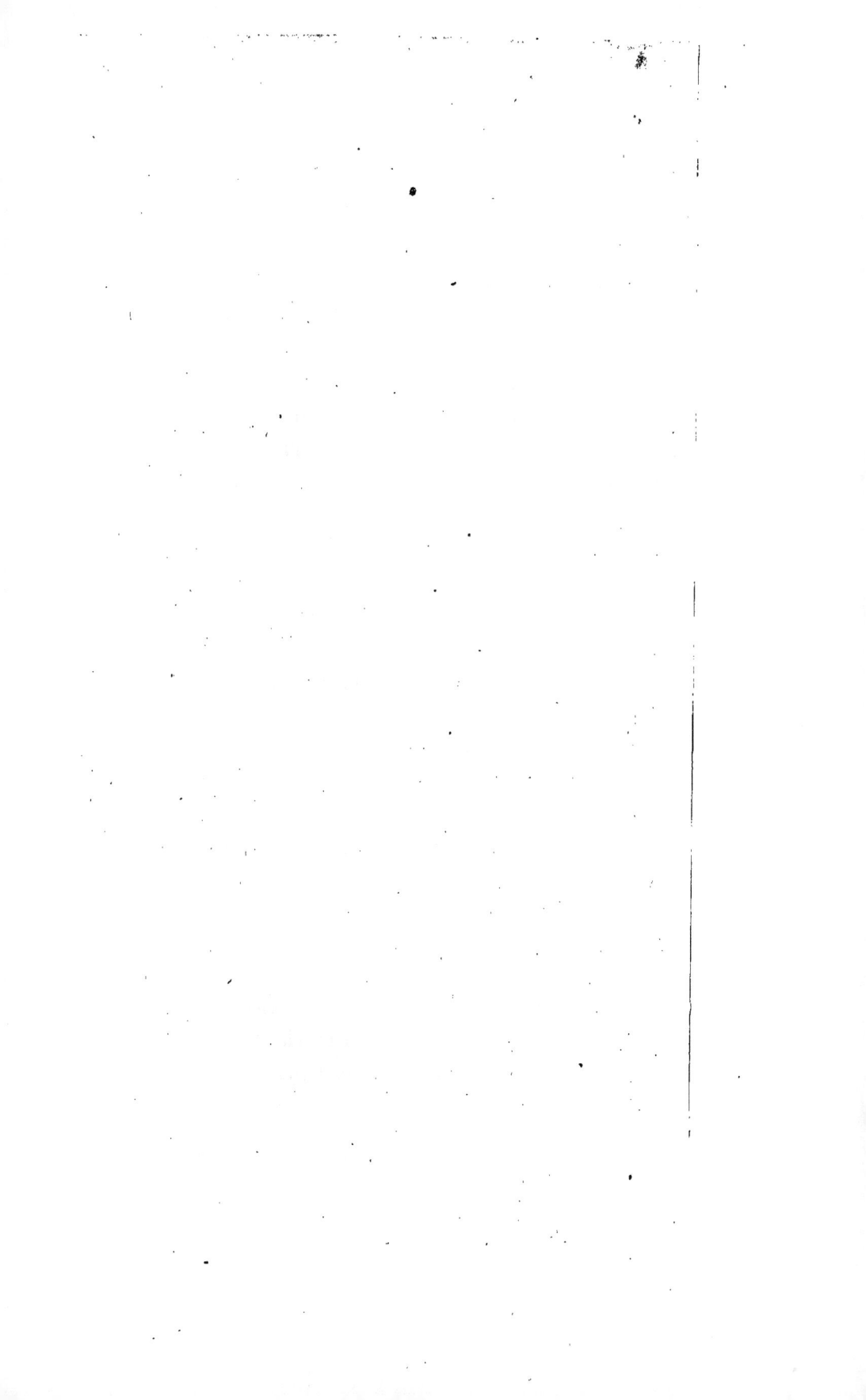

que celui d'aucune autre ville. Cette remarque peut
avoir été faite par d'autres, mais nul avant nous ne
l'a formulée aussi positivement sur des chiffres. Elle
a pu empêcher des médecins fort distingués de Paris
de publier leur statistique d'hôpital, dans la pensée
que les résultats de leur pratique comparés à ceux
des médecins qui exercent en province ne prouve-
rait pas leur supériorité de talent aux yeux de ceux
qui s'en rapporteraient aux chiffres exclusivement.

Vous prévoyez déjà pourquoi nous n'avons pas dans
l'hospice St-Éloi une proportion de guérisons aussi
favorable que celle des sept à huit mille malades dont
nous vous avons entretenu précédemment ; et pour
vous prouver la justesse de nos réflexions, nous vous
citerons à l'appui le rapport du docteur Villeneuve,
fait à l'académie de médecine, sur la *topographie de
l'hôpital St-Charles de Nancy* (1). « La moyenne des
malades reçus dans les salles de chirurgie depuis
1823 jusqu'en 1833 inclusivement, c'est-à-dire pendant dix ans consécutifs, est d'environ 281 et la mortalité chez les hommes de 1 sur 22 environ, chez les
femmes de 1 sur 27 environ. »

« La moyenne des malades reçus dans les salles
de médecine, pendant la même période de temps, a
été d'environ 611 par an, *et la mortalité de 1 sur 5.* »

_____

(1) Bulletin de l'académie royale de médecine, t. 2ᵉ p. 327.

moyenne du séjour pour chacun, et vous montrer, Messieurs, dans cette application nouvelle du calcul, une preuve de plus en faveur de nos assertions et de la méthode dite numérique, comme confirmation des faits, des inductions et raisonnemens sur lesquels doivent être bâsées la pathologie, la thérapeutique et la clinique.

Nous y ajouterons le relevé par genres de maladie, d'après les annotations inscrites sur les billets de décès, par chacun de ceux qui ont traité les militaires malades, en faisant observer toutefois que ces annotations étant faites avant l'autopsie, on ne doit pas les considérer comme l'expression rigoureuse, le dernier mot de la pensée du médecin sur la nature de la maladie, son opinion ayant pu être modifiée ou rectifiée par les recherches d'anatomie pathologique. Nous le faisons surtout pour prouver que nous avons eu beaucoup de militaires atteints de maladies chroniques fort avancées à l'époque où nous les traitâmes, pour la première fois, et afin de faciliter l'intelligence des mouvemens que nous vous présenterons comme complément des deux tableaux A. B. dont il a été question et que voici :

TABLEAU C.

ADDITION *des sorties par billet et des décès dans les divisions* G. B. C., *du 1ᵉʳ janvier 1836 au 1ᵉʳ janvier 1838.*

ANNÉES.	MOIS.	G.		B.		C.		Observations.
		Sorties.	Décès.	Sorties.	Décès.	Sorties.	Décès.	
1836.	Janvier ..	»	»	45	3	»	»	Pour prévenir l'objection que l'on pourrait nous faire de compter le mois de janvier 1836, n'étant entré en fonctions que le 29, nous dirons que cela nous paraît plus rationnel que d'élaguer les sortis par billet et les *cinq décédés* parmi les 29 restans au premier février, ce qui diminuerait notre nécrologe d'un septième et nos sorties après guérison de moins d'un quarantième.
	Février ..	20	»	13	1	»	»	
	Mars.....	40	3	17	1	»	»	
	Avril	50	2	»	»	25	1	
	Mai......	28	2	»	»	28	2	
	Juin	45	4	»	»	17	»	
	Juillet....	61	1	»	»	58	1	
	Août.....	57	2	35	3	»	»	
	Septemb..	81	4	50	7	»	»	
	Octobre..	66	1	47	5	»	»	
	Novemb..	26	»	»	»	30	»	Le service de la clinique médicale de novembre 1836, fut fait par C. B., ayant été malade.
	Décemb ..	27	1	»	»	19	»	
1837.	Janvier ..	26	1	»	»	21	3	
	Février ..	22	1	»	»	12	»	
	Mars.....	30	1	21	1	»	»	
	Avril	20	»	31	»	»	»	
	Mai......	38	5	24	2	»	»	
	Juin	36	3	23	1	»	»	
	Juillet ...	52	1	50	1	»	»	
	Août.....	67	2	»	»	65	1	
	Septemb..	52	»	»	»	42	2	
	Octobre..	64	»	»	»	71	4	
	Novemb..	58	2	»	»	28	4	
	Décemb ..	23	2	18	4	»	»	

TABLEAU D.

Relevé des maladies des Militaires décédés dans les deux divisions de fiévreux, tiré des tableaux A. B. ci-dessus.

DÉSIGNATION DES MALADIES D'APRÈS LES ANNOTATIONS INSCRITES SUR LES BILLETS DE DÉCÈS (1), PAR CHACUN DE CEUX QUI ONT TRAITÉ LES MALADES.	SERVICE du MÉDECIN MILITAIRE.	CLINIQUE MÉDICALE.	
		B.	C.
Méningites ; encéphalo-méningites ; gastro-encéphalites ; 1 entero-pneumo-encéphalite (3 consécutives)......................	12	3	3
Angines (1 maligne avec affection grave du bas-ventre ; 1 avec stomatite et gangrène)..	»	1	1
Pneumonite consécutive de plusieurs apoplexies................	1	»	»
Maladies de poitrine (pneumo-pleurites) compliquées	1	1	»
Empième de sang consécutif d'une pneumo-pleurite chronique	1	»	»
Consomptions (1 phlegmasie gastro-iléo-pulm. suite de variolé; 1 suivie d'ascite)....................................	1	»	1
Broncho-pneumonite chronique suivie d'entero-colite (dysentérie).	1	»	»
Phthisies ; phthisies pulmonaires (2 compliquées de dysenterie) ...	10	4	2
Entero-pneumonites chroniques (phthisies compliquées)..........	2	»	»
Affection organique (atrophie) du cœur suivie d'anasarque........	1	»	»
Lésion organique du cœur...................................	»	»	1
Hydropisies consécutives de l'abdomen et de la poitrine..........	2	»	»
Entero-colites (dysenteries) : 2 consécutives, 1 avec ascite........	3	1	2
1 Choléra sporadique ; 1 lésion organique du bas-ventre..........	»	1	1
Entero-colite chronique irrémédiable avant l'entrée à l'hospice St-Éloi...	1	»	»
Varioles confluentes ou compliquées ; 1 avec fièvre pétéchiale......	»	3	3
Fièvre intermittente cérébrale pernicieuse ; 1 fièvre remittente ...	1	»	1
Fièvre insidieuse (maladie indéterminée) contractée en Afrique.....	1	»	»
Fièvres : 2 ataxo-adynamiques , 1 adynamico-ataxique...........	»	1	2
Fièvres muqueuses, malignes, typhoïdes (avec gangrène, 1 compliq. d'hypertrophie).....................................	»	14	1
TOTAUX............	38	29	18

(1) Voyez les tableaux **A. B.**

Tableau E.

Durée du dernier séjour d'hôpital de chaque malade décédé dans les divisions des Médecins G. B. C. [1]

1836.						1837.					
1er SEMESTRE.			2me SEMESTRE.			1er SEMESTRE.			2me SEMESTRE.		
G.	B.	C.	G.	B.	C.	G.	B.	C.	G.	B.	C.
»	46	»	79	»	1	87	»	10	98	12	»
»	15	»	46	56	»	8	»	7	10	»	65
75	46	»	14	11	»	49	»	24	96	»	9
22	1	»	18	3	»	5	»	»	»	»	17
139	3	»	5	10	»	10	»	»	»	»	11
64	»	»	83	4	»	74	60	»	»	»	13
81	»	52	12	26	»	24	1	»	»	»	87
154	»	35	6	12	»	38	4	»	19	»	22
81	»	11	230	21	»	13	6	»	20	»	5
61	»	»	»	4	»	49	»	»	36	»	12
5	»	»	»	10	»	74	»	»	27	»	21
90	»	»	»	11	»	»	»	»	»	28	165
8	»	»	»	52	»	»	»	»	»	20	»
»	»	»	»	37	»	»	»	»	»	12	»
»	»	»	»	24	»	»	»	»	»	2	»
»	»	»	»	31	»	»	»	»	»	»	»
TOTAUX.. 780	111	98	443	312	1	431	71	41	306	74	427

Récapitulation des séjours pour en tirer une moyenne..

$$G \ldots \ldots \frac{1960}{38} = 51\frac{22}{38} \quad \left(\frac{2}{3}\right)$$

$$B \ldots \ldots \frac{568}{29} = 19\frac{17}{29} \quad \left(\frac{1}{2}\right)$$

$$C \ldots \ldots \frac{567}{18} = 31\frac{1}{2}$$

(1) Voy. les tabl. A. B.

En additionnant le nombre des journées d'hôpital fourni par chaque malade décédé, pendant son dernier traitement dans le service des médecins G. B. C. et en divisant le total de ces journées par celui des morts pour avoir la moyenne des journées par décédé, pendant 24 mois (12 avec un professeur de clinique, 12 avec l'autre) , on trouve que :

38 Décédés dans le service du médecin militaire ont fourni 1960 journées d'hôpital ou 51 journées $\frac{22}{38}$ (2/3) par malade décédé;

29 décédés dans le service B. ont fourni 568 journées d'hôpital ou 19 journées $\frac{17}{29}$ (1/2) par malade décédé;

18 décédés dans le service C. ont fourni 567 journées d'hôpital ou 31 journées 1/2 par malade décédé.

D'où il suit que les militaires décédés ont vécu terme moyen.	51 jours 2/3 dans le serv^e. G. 31 jours 1/2 dans le serv^e. C. 19 jours 1/2 dans le serv^e. B.

Si l'on retranche des 1779 fiévreux sortis par billet sur les mouvemens fournis par le bureau des entrées..... 989 sortis du serv^e. du médecin mili^{re} il reste encore.. 374 sortis du service B......... et........... 416 sortis du service C.

1779.

et si l'on divise ces trois nombres de sorties par les trois nombres de décès 38, 29, 18, ci- dessus, on aura dans les trois divisions de fiévreux,

les proportions. $\left\{ \begin{array}{l} 26\ \frac{1}{38} : 1 \text{ dans le service G.} \\ :: 23\ \frac{2}{18} : 1 \text{ dans le service C.} \\ 12\ \frac{26}{29} : 1 \text{ dans le service B. (1)} \end{array} \right.$

Mais une rigoureuse impartialité doit nous faire dire, que le lendemain de sa rentrée en exercice, le 2 avril 1836, C. désigna pour sortir le 3, le tiers environ des militaires fiévreux traités par B, en mars précédent; et si vous vous rappelez (voy. l'addition des sorties, pag. 109, tabl. C.) que, en novembre 1836, il n'y eut de décès dans aucun des deux services, les 30 sortis, par billet de la clinique médicale étant portés au compte de C. fonctionnant pour B. malade et celui-ci ayant fait le service pendant octobre, septembre et août précédens, pendant lesquels il y eut plus de maladies aigues et de décès qu'à aucune autre époque des années 1836 et 1837; si vous vous rappelez tous les décès par maladies chro-

(1) Cette dernière proportion, comme on voit, est presque identique à celle de janvier 1836 pendant lequel le service d'*interim* fut fait par B. et donna la proportion de 12 guérisons pour 1 décès dans les salles du médecin militaire absent et de 15 guérisons pour un décès sur la totalité des fiévreux des deux services (voy. pag. 109 et 121, tabl. C. et F.).

8

niques qui étaient à l'hospice St-Éloi ou sont venues des autres hôpitaux dans le service G. avant son entrée en fonctions et depuis (V. les tabl. A. B.), vous reconnaîtrez que la proportion des guérisons a été bien plus favorable dans le service G. que dans le service C. et dans celui-ci plus que dans le service B.

D'où il faut conclure, en s'appuyant sur *la triple autorité des chiffres, des faits* et *du raisonnement*, que le solidisme éclairé par l'histoire de la médecine, par la physiologie et l'anatomie pathologique, a des résultats pratiques plus favorables que l'éclectisme et celui-ci de plus favorables que l'empirisme d'Hippocrate combiné à l'humorisme de Galien et des modernes.

Sur les 25 fiévreux décédés, pendant le 2e semestre de 1836, 22 sont entrés dans ce semestre, dont 8 en août, dont 3 le 26, la veille du jour où nous reçûmes les fiévreux envoyés par le professeur de clinique médicale (1). Sur les 22 fiévreux décédés en août, septembre et octobre 1836, pendant lesquels il y eut des maladies plus nombreuses, bien plus graves qu'à aucune autre époque des années 1836 et 1837 (V. les tabl. A. B.), 15 ont succombé dans le service du professeur de clinique médicale et 6 (2) dans le service du médecin d'armée.

---

(1) Voyez ci-dessous pag. 116.

(2) Abstraction faite du capitaine L***, puisque je traite seul MM. les Officiers fiévreux.

Sur les 23 fiévreux décédés, pendant le 2ᵉ semestre de 1837, 16 ont succombé dans le service du professeur de clinique médicale et 7 dans le service du médecin d'armée. Sur ces 23 militaires, 19 sont entrés dans le semestre et 4 avant le 1ᵉʳ juillet 1837, dont 2 dans le service du médecin d'armée.

Des chiffres et des faits ci-dessus, nous concluons :
1° Que, les maladies aigues forment le tiers environ de celles qui ont causé la mort dans le service G. ; que la très grande majorité des maladies chroniques consiste en phthisies primitives, consécutives, compliquées, pour lesquelles les patiens avaient des séjours d'hôpitaux autres que celui qui leur est compté ; que les maladies aigues suivies de décès sont presque toutes des phlegmasies de l'encéphale primitives ou consécutives, ou concomitantes ;

2° Que, les maladies aigues, les *fièvres muqueuses, malignes, typhoïdes, ataxo-adynamiques, cérébrales, varioleuses*, considérées et traitées par nous comme des phlegmasies, forment près des quatre-cinquièmes des maladies des militaires décédés dans le service B. C. où les décès par maladies chroniques sont à peine dans la proportion d'un cinquième (1) ;

_____

(1) Avec des congés de convalescence, de réforme, de renvoi, etc., et à l'aide de moyens de transport, on peut aisément, comme il est dit ci-dessus, diminuer le nombre des valétudinaires ou des militaires atteints de maladies

3º Que, les différentes dénominations imposées
aux mêmes maladies, la différence des doctrines
d'après lesquelles on les étudie, la différence des
agens thérapeutiques qu'on leur oppose, donnent
des résultats fort remarquables, d'une grande importance, contrairement aux assertions des anti-numéristes, des médecins qui soutiennent que toutes
les doctrines sont également bonnes ou défectueuses,
que les plus anciennes sont les meilleures, que l'on
guérit également par les saignées ou les purgatifs
coup sur coup; par le vin ou par l'eau; par le
magnétisme ou par l'homoëopathie, etc. etc. ;

4º Que, dans ces 24 mois, août et septembre
1836 ayant donné 289 fiévreux, ou le plus de
malades et de décès de toute cette période, *il est
aussi probant pour l'expérience et la sagacité du savant
professeur de clinique médicale*, qu'heureux pour les
dix fiévreux changés de destination, *le 27 août*, que
contraire à la chance comparée par M. d'Amador
à la pièce de monnaie jetée en l'air, le jeu de hasard
ayant cessé précisément au moment où ces dix
fiévreux furent admis dans le service G. , il est aussi

---

chroniques, dans un service d'hôpital. Mais c'est impossible à l'égard des maladies aigues, car on ne peut faire
sortir de l'hôpital, même en voiture, un malade tourmenté par une fièvre violente, par une inflammation
aiguë de l'abdomen, de la poitrine ou de l'encéphale,
par la dysenterie, le choléra, etc.

probant *qu'heureux*, *que ces dix entrés aient été traités et guéris par nous*. Dans la circonstance opposée, trois de ces malades, atteints de gastro-encéphalite et d'encéphalo-méningite confirmées, seraient morts de ces maladies qualifiées *fièvres muqueuses*, *malignes et traitées comme telles* (1), comme trois des dix fiévreux entrés la veille. *Sinite ægrotos ad me venire*.

Qui osera nier les conclusions de faits aussi authentiques que probans, les preuves si convaincantes du calcul des probabilités appliqué à la médecine?

Ici, Messieurs, avant de vous soumettre d'autres chiffres, nous croyons devoir rappeler ce que nous avons dit ci-dessus (2) des comptes-rendus de notre pratique dans d'autres hôpitaux, et entrer dans quelques détails nécessaires pour vous faire juger notre conduite et nos procédés dans la circonstance actuelle.

Persuadé, comme nous l'étions, que la pratique est ou sera bientôt appelée à juger la valeur des doctrines, à mettre un terme à l'anarchie, à la licence des discussions théoriques, hypothétiques ou pure-

---

(1) Les registres de l'hôpital constatent également que, des dix fiévreux entrés le 26 août 1836, trois ont succombé; tandis que les dix fiévreux entrés le lendemain, 27 août, sont tous sortis après guérison.

(2) Voy. depuis la pag. 86 jusqu'à la pag. 94.

ment imaginaires, si préjudiciables à la plus noble
des sciences, à la plus utile des professions, comme
l'a proclamé un habile orateur ; que la pratique de
la médecine est parfois bien au dessous des immenses
travaux, des précieuses découvertes dont cette science
s'est enrichie depuis cinquante ans ; que la nôtre est
plus heureuse, parce qu'elle est éclairée par une
meilleure doctrine dont la raison et l'expérience dirigent l'application, et non par l'effet de circonstances
fortuites, *du hasard*, du bonheur (2), comme nous
l'avons entendu dire, non sans impatience, nous avons
dû, en arrivant ici, profiter d'une circonstance unique pour juger comparativement de la valeur de nos
principes et des résultats de leur application. C'était
une dette d'honneur et de gratitude à payer à ceux
de nos confrères qui avaient lu et approuvé nos précédentes statistiques.

---

(2) Si ce fut du bonheur pour ceux qui guérirent au lieu
de succomber, je serais fondé à dire que, pour moi du
moins, ce fut un malheur. En effet, pour obtenir les résultats que je soumets au jugement de mes confrères, il m'a
fallu repousser des principes, des doctrines dont l'erreur
m'était de plus en plus démontrée ; il m'a fallu signaler et
combattre des négligences, des abus, excessivement préjudiciables aux malades confiés à mes soins. Ceux-ci m'en
ont conservé ou témoigné de la gratitude, tandis que plusieurs des autres m'ont suscité des entraves qui rendirent
mes fonctions plus pénibles, ma position plus critique, à
partir du 9 octobre 1837.

Mais l'entreprise était difficile, la lutte grande, l'occasion défavorable. Nous arrivions dans une ville que nous n'avions jamais habitée, dont la topographie et la constitution médicale nous étaient inconnues : nous allions nous mettre en parallèle avec des professeurs éclairés par l'expérience d'un demi-siècle, nés et élevés dans une école qui compte sept cents ans de célébrité, nous exposer à perdre les précieux témoignages d'estime que nous valurent de précédens travaux sur la clinique ; et, en supposant que les chiffres, les faits parlassent en notre faveur, comment les divulguer sans blesser l'amour propre, sans soulever contre nous tout un corps savant, comment décider d'autres médecins d'hôpitaux à entreprendre et poursuivre tant de travaux et de recherches, comment mettre nos actions à couvert, nos sentimens à l'abri de toute interprétation malveillante.

L'occasion quil nous fallait, M. d'Amador nous l'offrit fort heureusement. Nous avons lu, il doit le reconnaître l'exemplaire qu'il a bien voulu nous adresser de son mémoire sur le calcul des probabilités et nous lui sommes fort obligé de nous avoir amené, sinon provoqué, à dire toute notre pensée sur un sujet qui nous occupe depuis dix ans, auquel nous travaillons sans relâche depuis vingt-six mois, qu'il juge comme nous de la plus grande importance, sans qu'il puisse y voir autre chose qu'une réplique, une conviction profonde et le désir de faire apprécier la statistique médicale autant qu'elle le mérite. Nous n'eussions pas choisi une meilleure position. Ce qui la rend plus favorable encore, c'est de nous avoir été donnée par l'habile écrivain que nous combattons, car elle nous oblige à dire tout ce que nous avons fait dans l'hospice des cliniques de Montpellier, sans que l'esprit le plus susceptible puisse y redire ou voir dans nos efforts la plus légère agression.

Le 29 janvier 1836, nous prîmes le service des salles militaires confié aux soins de notre prédécesseur parti le 2, et dont était chargé, par *interim*, le professeur de clinique médicale en exercice. La remise des cahiers de visite nous fit reconnaître les maladies traitées et les moyens employés depuis un mois, sans autres investigations que celles exigées par l'intérêt des malades, sans blesser des sentimens d'estime et de considération réciproques. Deux jours après, suivant notre usage depuis quinze ans, nous fimes le relevé du mouvement des fiévreux, en janvier 1836, et dont voici la copie exacte :

9e DIVISION MILITAIRE.

PLACE
DE MONTPELLIER.

TABLEAU F.

SALLES MILITAIRES
DE L'HOSPICE CIVIL DE MONTPELLIER.

MOUVEMENT *des Fiévreux, en janvier* 1836.

DÉTAIL PAR GENRES DE MALADIE.	Restans le 1er janvier.	PENDANT LE MOIS.			Restans le 1er février.
		Entrés	Sortis.	Morts.	
Céphalalgie............................	»	1	1	»	»
Encéphalites, 1 aiguë, 3 chroniques........	2	2	1	»	3
Epilepsie.............................	1	1	1	»	1
Ophtalmie compliquée.....................	1	»	»	»	1
Otite	1	»	1	»	»
Erysipèles............................	2	»	2	»	»
Stomatite............................	1	»	1	»	»
Angines	3	»	2	»	1
Bronchites, pneumo-pleur.aig.et chr. (2 phtis).	16	5	9	3	9
Hémoptysies...........................	3	»	2	»	1
Hypertrophie du cœur.....................	1	»	1	»	»
Gastrites, gastro-entérites (3 chroniq.)......	5	3	4	»	4
Fiév. intermitt. simpl. récid. compl...........	6	3	6	»	3
Rhumatismes et lumbago...................	3	2	3	»	2
Varioles confluentes, 1 compliq.............	3	3	3	»	3
Phlegmon au cou........................	1	»	»	»	1
TOTAUX..............	49	20	37 (1)	3	29

(1) Le mouvement de janvier 1836 porte 45 sortis dans les deux services de fiévreux.

La proportion des guérisons aux décès est : : 12 : 1 ; et, pour la totalité des fiévreux sortis dans les deux services, : : 15 : 1.

Ce mouvement par lui-même et comparativement au mouvement mensuel qui nous est fourni, tous les mois, par le bureau des entrées et qui comprend les restans au 1er du mois, les entrés, les sortis, les morts, pendant le mois, les restans au 1er du mois suivant (1), nous fit constater :

1° Que, les militaires fiévreux, alors en fort petit nombre dans le service spécial du professeur de clinique interne, ne donnèrent *pas un seul décès*, dans ce mois ;

2°. Que, la proportion des décès aux guérisons dans les salles militaires dont ce même professeur était chargé par *interim* avait été comme un est à douze ;

3° Que, plus de la moitié des malades dont on nous fit alors la remise souffrait de phlegmasies chroniques (2) ;

4° Que, six des militaires qui succombèrent, plus

---

(1) Voy. la récapitulation, tabl. H.

(2) Pour cette raison, le mois de février 1836 est le seul comparativement à la totalité des malades, sur vingt-quatre mois, où j'ai eu vingt sorties par billet seulement. Les soins de toute espèce donnés à ceux qui souffraient alors de maladies irrémédiables ont prolongé leur existence de quelques semaines de plus.

d'un mois après notre entrée en fonctions (voy. le tabl. A.) étaient, l'un à l'hôpital depuis *le 17 décembre* 1835, pour une variole confluente; un autre venu par évacuation de l'hospice de Lunel où il avait passé deux mois; deux autres à l'hôpital depuis *les 7 novembre et 9 décembre* 1835; les cinquième et sixième ayant séjourné dans l'hospice St-Eloi long-temps ou à plusieurs reprises avant notre arrivée (1), si bien que, sur les restans au 1er février 1836, avec l'un des entrés pendant ce mois, il y eut six décès à la suite de maladies devenues irrémédiables, quand nous les vîmes *pour la première fois*.

Comme preuves incontestables de nos assertions, nous pourrions vous présenter les observations et les ouvertures de corps de ces six militaires. Mais ce serait trop dépasser les limites d'un chapître réservé à la simple exposition des faits et des chiffres. Nous préférons vous signaler un seul fait bien facile à apprécier par ceux mêmes qui ont le moins de notions en médecine. Le militaire entré pour la variole, *le 17 décembre* 1835, que nous vîmes pour la première fois, *le 29 janvier suivant*, était épuisé par une broncho-pneumonite et une entero-colite devenues irrémédiables. Au contraire, si la variole eut été terminée franchement, celui qui en mourut eut été *au bout de quarante-quatre jours* en pleine

_____

(1) Voy. la note de l'avant-propos et le tabl. A.

convalescence ou parfaitement guéri. Ceci, Messieurs, est de toute évidence.

Ces chiffres et ces faits, cette proportion d'un décès contre douze guérisons, cette multitude de maladies chroniques, comparés aux précédens résultats de notre pratique, furent pour nous comme un trait de lumière. Ils nous inspirèrent de la confiance, une noble et loyale émulation, l'idée que notre pratique soutiendrait avantageusement la comparaison avec celle des savans professeurs en présence de qui nous agissions, et l'espoir de rendre un grand service à la science, à l'humanité en montrant à quoi l'on reconnaît la meilleure doctrine les bienfaits de la médecine, les erreurs des praticiens, problème que M. d'Amador soutient être insoluble, dont la solution déplaira à d'autres et que le public est si intéressé à connaître, aujourd'hui que la confusion règne dans les doctrines, que l'indépendance de la science est substituée à celle de la profession.

Dès-lors commença, entre trois doctrines, un parallèle poursuivi pendant vingt-six mois consécutifs, sans un seul jour d'interruption devant des élèves pleins de sagacité et d'ardeur pour la découverte de la vérité. Presque déjà connus, ces résultats vont être complétés par les résumés ci-dessous des mouvemens mensuels des militaires reçus dans l'hospice St-Eloï et des maladies traitées par nous pendant vingt-quatre mois, celles de janvier et février 1838 faisant partie du supplément qui termine ce mémoire.

TABLEAU I.

9e DIVISION MILITAIRE.

PLACE
DE MONTPELLIER.

MOUVEMENT DES FIÉVREUX

DANS LES SALLES DU MÉDECIN D'ARMÉE, PENDANT DEUX ANS,

ÉTABLI SUR LES CAHIERS DE VISITE.

DÉTAIL PAR GENRES DE MALADIE.	Restans 1er janv. 1836.	PENDANT DEUX ANS			Restans 1er Janvier 1838.	OBSERVATIONS.
		Entrés	Sortis	Morts		
Céphalalgies, céphalées, congest. céréb. encéphalites légéres............	»	35	35	»	»	
Gastro-encéph. encéphalo-meningit. confirm., une compl. de pneumo-pl.	»	66	57	12	»	
Encéphalites chroniq. une paralysie consécut. d'apoplexie............	2	2	2	»	»	
Fièvre cérébrale pernicieuse (encéphalo-meningite intermit)...........	»	1	»	1	»	La nécroscopie a fait reconnaître que la fièvre dite
Epilepsies : simulées et confirmées ; 1 folie, 2 nostalgies........	1	13	16	»	»	pernicieuse cérébrale était une encéphalo-méningite
Erysipèles simples et compliqués, (1 de gastro-encéphalite typhoïde)......	2	14	15	»	»	suivie de suppuration.
Ophthalmies aigues et chroniques, simples et compliq............	1	6	7	»	»	
Otites ; 3 oreillons............	1	16	17	»	»	
Stomatites avec ulcérations dans la bouche............	1	12	13	»	»	
Laryngites et laryngo-trachéites aigues et chroniques............	»	9	8	»	2	
Angines simples et compliquées, aigues et chroniques............	3	21	24	»	»	
Broncho-pneumonites et pneumo-pleurites aigues............	7	79	77	»	5	15 grippes sont rangées dans les phleg. pulmonaires.
Broncho-pneumonites et pneumo-pleurites chroniques (phthisies)........	9	110	101	20	»	Presque tous les phthisiques décédés ont séjourné
Pneumo-pleurites aigues (1 consécutive de dysenterie)........	»	4	4	»	»	dans un ou plusieurs hôpitaux avant d'être reçus dans
Broncho-pneumonite compliquée d'hypertrophie et d'anasarque............	»	1	1	»	»	celui-ci, voyez les tableaux A. B.
Hémoptysies............	3	2	5	»	»	
Maladies du cœur (anévr. hypertrophies, endocardites)............	1	11	10	2	»	
Gastro-bronchites, 1 gastro-pneumo-encéphalite guérie............	»	22	20	1	»	
Gastralgies, gastrites, gastro-entérites, entero-colites légéres............	3	32	34	»	»	
Gastrites, gastro-entérites aigues, confirmées et compliquées............	2	81	79	»	»	
Gastrites, gastro-entérites, gastro-duodénites, gastro-hépat. chron........	»	9	7	1	1	
Entero-colites (dysenteries) confirmées, compliquées............	»	94	85	3	4	
Péritonites et ileo-péritonites partielles............	»	5	5	»	»	
Ictères : 1 hépatite aiguë............	»	8	8	»	»	
Varioles : simples, compliquées confluentes (4 varioloïdes)............	3	21	22	1	1	Le varioleux décédé était à l'hôpital depuis 44 jours
Rougeoles; scarlatines, miliaires, 1 urticaire............	»	19	18	»	»	quand je l'ai vu pour la première fois.
Rhumatismes : aigus et chroniques; généraux et partiels............	3	47	50	»	»	
Adénites (1 générale)............	»	3	3	»	»	
Dartres : 1 gale, 1 teigne............	»	26	29	»	»	
Fièvres intermittentes simples, récidivées, compliquées............	6	216	224	»	»	La presque totalité des fièvres intermittentes réci-
Fièvres essentielles, éphémères (maladies indéterminées)............	»	31	30	»	»	divées, compliquées, viennent d'Afrique.
Urétrites compliquées : 1 orchite ; 1 cystite ; 1 incontin. d'urine simulée....	»	8	9	»	»	
Phlegmons divers; furoncles multiples; 1 ankilose............	1	9	10	»	»	
1 Entorse de l'articulat. tibio-tarsienne ; 1 excrois. fong. à l'anus............	»	2	2	»	»	
TOTAUX............	49	1031	1026	41	13	

Nota. Vous voyez, ci-dessus, 1026 guérisons et 41 décès au lieu de 989 et de 38 (Voy. tabl. G.) Cette différence vient de ce que nous comprenons dans ce mouvement les 37 guéris et les 3 morts de janvier 1836 *que nous n'avons jamais vus* (voy. les tabl. G. et F.).

Les restans et les entrés ne balancent pas toujours les sortis, les morts et les restans. Il y a par exemple 86 inflammations pulmonaires aigues aux restans et entrés, et seulement 82 sortis et restans (quatre en moins). Il y a 119 phlegmasies pulmonaires chroniques aux restans et entrés et 121 sortis, morts ou restans (2 en plus). Cette différence apparente vient de ce que des phlegmasies pulmonaires désignées d'abord comme aigues furent classées ultérieurement parmi les chroniques. Les autres différences sont analogues ou proviennent de transformations de maladies dans l'hôpital même. Ceci s'applique surtout aux gastro-encéphalites *en plus* consécutives de gastro-entérites *en moins.*

Les mouvemens intérieurs de malades restant point portés dans ceux du bureau des entrées, j'ai dû, en prenant ceux-ci pour base, retrancher du tableau C. des malades envoyés par M. Serre et faire tomber sur les fièvres intermittentes, la suppression d'une dizaine de maladies. Cela explique la différence en moins du chiffre 994 à celui de 1004 ; sans ébranler la base de mes calculs établis sur le nombre et la répartition des décès et des journées d'hôpital dans chaque service. La découverte de dix guéris en plus, même en moins, ne fausserait pas ... de mes raisonnemens.

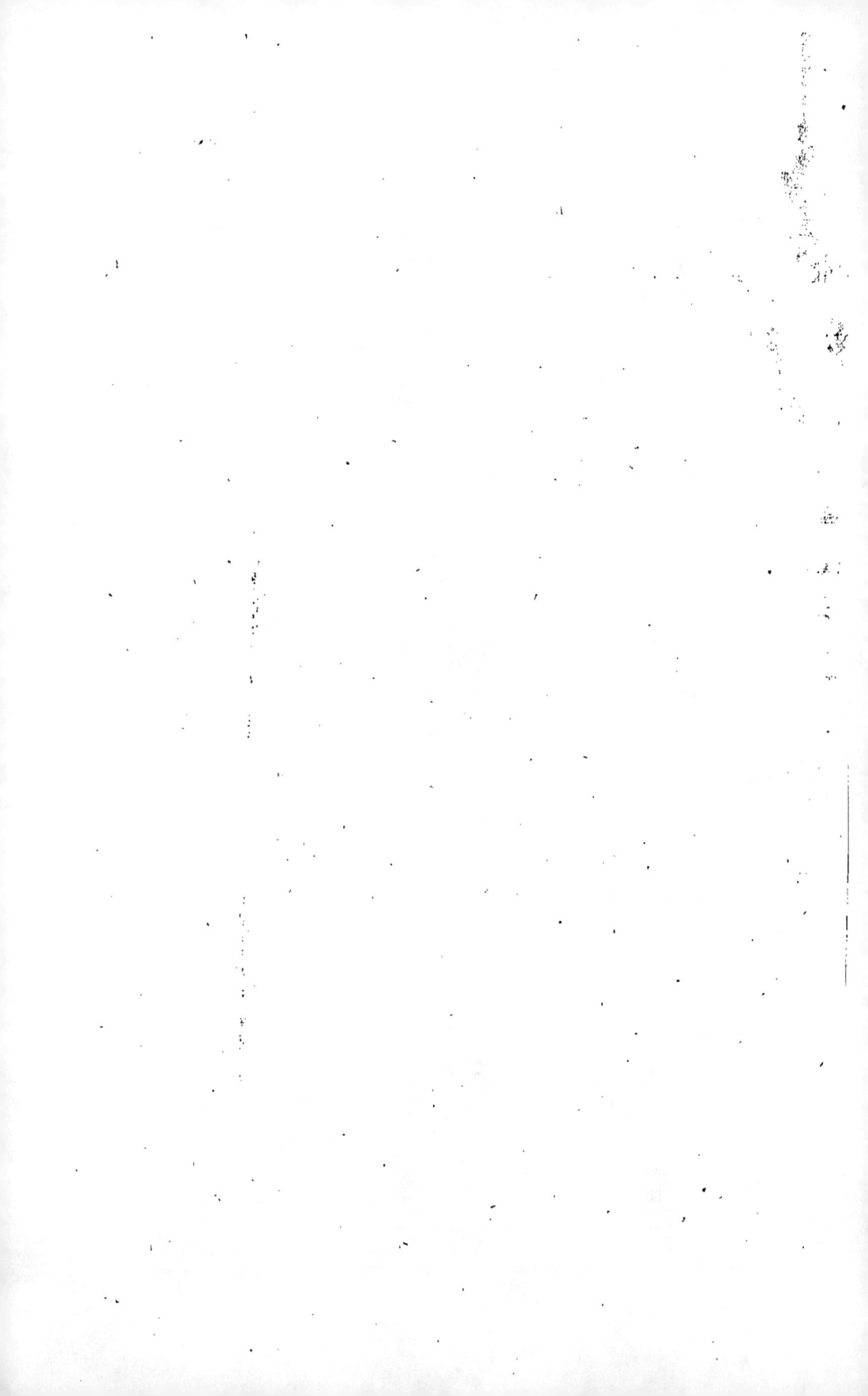

Tableau H.

RÉCAPITULATION DU MOUVEMENT *des militaires et marins traités dans l'hospice des Cliniques de Montpellier, pendant deux ans, établie sur les états mensuels fournis par le bureau des entrées et dont le relevé est ci-dessus.*

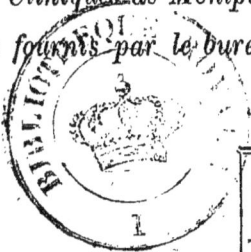

	Fiévreux.	Blessés.	Vénériens.	Galeux.	Totaux.
Restans le 1er janvier 1836....	55	19	53	3	130
Entrés pendant deux ans......	1840	729	714	133	3416
Portés morts...............	1	1	»	»	2
TOTAL général..	1896	749	767	136	3548
Sortis pendant deux ans......	1790	691	722	126	3329
Morts	86	7	1	»	94
Restans le 1er janvier 1838	23	51	43	8	125
TOTAL général..	1899	749	766	134	3548

La différence ci-dessus de 1896 restans et entrés, à celle de 1899 sortis guéris, morts ou restans (3 en plus), est compensée par celles de 767 à 766 vénériens et de 136 à 134 galeux (3 en moins). Ces trois malades-ci ayant été envoyés très probablement dans le service des fiévreux où ils sont en plus.

RESTANS LE 1er JANVIER 1836 par GENRES DE MALADIE.				ENTRÉS PENDANT 2 ANS par GENRES DE MALADIE.				SORTIS PENDANT 2 ANS par GENRES DE MALADIE.				MORTS PENDANT 2 ANS par GENRES DE MALADIE.				RESTANS LE 1er JANVIER 1838 par GENRES DE MALADIE.				NOMBRE DE JOURNÉES	MARINE.			
Fiévreux.	Blessés.	Vénériens.	Galeux.	Fiévreux.	Blessés.	Vénériens.	Galeux.	Fiévreux.	Blessés.	Vénériens.	Galeux.	Fiévreux.	Blessés.	Vénériens.	Galeux.	Fiévreux.	Blessés.	Vénériens.	Galeux.		Fièv.	Bles.	Vén.	Gal.
54	19	32	3	1929	726	712	129	1779	687	719	122	85	7	1	»	22	51	43	8	d'Officiers.............7027.				
138				3396				3307				93				124				de S.-Officiers et Soldats.106744.	Restans. 1 » 1 »			
Marins........2				22				22				1				1				de Marins.............787.	Entrés. 12 4 2 4
3398				3418				3518				3518									TOTAL... 114628.	Sortis. 11 4 3 4
																					Morts. 1 » » »
																					Restans. 1 » » »

RÉCAPITULATION DES DÉCÈS :

38 dans le service du médecin militaire ;

47 dans le service du professeur de clinique médicale en exercice ;

7 dans le service de la clinique chirurgicale ;

2 cadavres portés à l'hôpital : l'un par suite de suicide,
l'autre par suite d'asphyxie par submersion.

TOTAL... 94.

Parmi les 38 décédés dans le service du médecin d'armée, sont compris tous les sous-officiers et soldats libres ; plus un capitaine, un condamné aux travaux publics et un marin.

Les 47 décédés dans le service du professeur de clinique médicale en exercice ne concernent que des sous-officiers et soldats libres.

Si l'on divise les 114628 journées par les 3329 officiers, sous-officiers et soldats, marins et consignés sortis par billet et les 92 décédés (déduction faite des deux morts portés dans l'hôpital), on aura pour moyenne 33 1/2 $\left(\frac{1736}{3471}\right)$ journées d'hôpital par malade.

La durée moyenne du séjour des fiévreux doit être de 25 à 28 journées au plus, pour les motifs exposés ci-dessous pag. 132. Toutefois les séjours si prolongés des vénériens tiennent en partie à ce que plusieurs entrent dans l'hospice St-Éloi avec des maladies invétérées ou compliquées. Il en est de même de quelques blessés. Nous en avons vu un (M.***), aveugle incurable, qui séjourna à l'hôpital depuis le 31 mars 1834 jusqu'à la fin de 1837.

CONCLUSIONS :

1° Sur trois mille cinq cent quarante-huit (V. tabl. G. p. 125) restans et entrés, y compris les deux militaires portés morts : 1895 fiévreux ont fourni 85 décès ; et 1651 blessés, vénériens et galeux ont fourni 7 décès ou 236 guérisons pour un décès (1) ;

2° Si l'on compare la totalité des fiévreux libres traités par le médecin militaire et par le professeur de clinique médicale en exercice, on trouve que celui-ci a moins de malades et plus de décès ;

3° Si l'on compare la totalité des fiévreux libres, des officiers et consignés pris ensemble dans le service du médecin militaire, avec celle des militaires fiévreux traités par le professeur de clinique, on trouve encore que celui-ci a moins de malades et plus de décès ;

4° La proportion des guérisons aux décès dans le service du médecin militaire est : : 26 1|38 : 1 et : : 16 3/4 $\left(\frac{38}{47} \right)$: 1 dans le service de la clinique

---

(1) Cette proportion à peu près égale à celle de Neuf-brisach, prouve qu'il y a bien peu de maladies graves parmi les militaires blessés, vénériens et galeux.

médicale (voyez et additionnez les nombres placés
dans les pages 112, 126, 127, tabl. H. et I.) ;

5º Les fiévreux décédés dans le service du médecin militaire étaient en très grande majorité atteints
de maladies chroniques irrémédiables, lors de son
entrée en fonctions, ou sortis d'autres hôpitaux,
quand ils furent transportés dans celui de St-Éloi,
tandis que les quatre-cinquièmes (37 sur 47) des
fiévreux morts dans le service de la clinique médicale étaient atteints de maladies aigues. On conçoit
très bien que l'envoi à l'hôpital d'un militaire atteint
d'une maladie chronique peut être différé d'une semaine à l'autre pour être placé dans le service du médecin d'armée plutôt que dans celui de la clinique médicale ; mais l'envoi à l'hôpital d'une maladie aiguë,
choléra, dysenterie, variole, encéphalite, pneumonite, etc., différé d'une semaine à l'autre, ne se
peut pas, ou serait suivi de très graves inconvéniens;

6º Vingt-neuf militaires sont morts de fièvres dites
muqueuses, malignes, typhoïdes, d'angines malignes, de varioles, dans le service de la clinique médicale; tandis que huit à neuf seulement ont succombé
à ces maladies qualifiées dans le service du médecin
d'armée, de gastro-encéphalites, gastro-pneumo-
encéphalites, varioles compliquées, etc. (1) Ce qui

(1) Au lieu de six, je devrais compter sept varioleux décédés dans le service de la clinique médicale en y portant

prouve incontestablement la différence de valeur des doctrines et que les dénominations de maladies sont bien autrement importantes qu'on ne l'imagine ;

7º Les maladies aigues traitées en août, septembre et octobre 1836, plus nombreuses, plus graves qu'à aucune autre époque des années 36 et 37, fournissent des preuves incontestables de la proposition précédente. Pendant ces trois mois, il y eut 22 décès, voy. tabl. A., 15 dans le service du professeur de clinique médicale, 7 dans celui du médecin militaire, *y compris un capitaine et malgré les dix fiévreux en plus reçus le 27 août, et ceux envoyés par M. Serre* ;

8º Les fiévreux décédés dans le service de la clinique médicale n'ont pas vécu la moitié aussi long-temps (24 jours $\frac{7}{47}$) terme moyen, que ceux morts dans le service du médecin d'armée (51 2|3). Voyez et additionnez les journées des tabl. A. B. ou les chiffres de la page 111 ;

9º Au lieu d'une proportion de 12 guérisons pour un décès et d'une multitude de maladies chroniques que nous trouvâmes à notre entrée en fonctions dans l'hospice St-Éloi, nous avons et nous espérons avoir toujours une proportion plus favorable et fort peu de maladies chroniques à moins que celles-ci ne nous

---

le varioleux entré à l'hôpital, le 17 décembre 1835, *que j'ai vu pour la première fois,* le 29 janvier 1836, et que j'ai cependant inscrit sur mon nécrologe.

viennent du dehors ou qu'il ne se développe une épidémie de maladies graves;

10° La supériorité de doctrine serait mieux démontrée encore si nous mettions la nôtre en parallèle avec
celle de praticiens moins éclairés, moins distingués
que les savans professeurs avec qui des circonstances
fortuites et surtout le mémoire de M. d'Amador nous
l'ont fait établir. Les deux militaires atteints de maladies irrémédiables, rentrés à l'hôpital et envoyés
dans notre service, lors de notre entrée en fonctions;
les dix fiévreux évacués dans nos salles, le 27 août
1836, à l'apogée de l'épidémie de *fièvres typhoïdes*
qui régnait alors, prouvent la justesse du diagnostic,
la haute sagacité d'un praticien aussi instruit par
l'expérience qu'éclairé en pathologie;

11° La pratique est appelée à faire bonne et prompte
justice de ces doctrines erronées, le magnétisme,
l'homoëopathie, la théorie dite de la vie universelle
qui ont la prétention de servir de bâse à la médecine,
comme des mille drogues qui surchargent sa matière médicale;

12° Pendant deux ans consécutifs, sur 1895 fiévreux, plus de malades ont été guéris, ceux qui ont
succombé ont vécu plus du double de temps dans le
service du médecin d'armée que dans celui de la
clinique médicale, vérités démontrées *par la triple
autorité des chiffres, des faits et du raisonnement;* tandis
qu'un examen superficiel, l'induction seule, le cal-

cul approximatif indiquant trente-huit décès dans le service du médecin d'armée, quarante-sept (1) dans celui des professeurs de clinique médicale (voy. pag. 110 et 125), tendraient à faire croire que les résultats sont presque égaux, telle doctrine que l'on suive, et la médecine une science purement conjecturale.

Les chiffres et les faits ci-dessus nous permettent de conclure en outre, mais par induction seulement :

13° Que les guérisons sont mieux et plutôt consolidées, les séjours d'hôpitaux des sortis par billet moins longs dans le service du médecin d'armée que dans celui de la clinique médicale ;

14° Que les blessés, vénériens et galeux ne faisant pas la moitié de la totalité (voy. pag. 125, tabl. G.) des

---

(1) A la fin de décembre 1836, je demandai à l'un de MM. les administrateurs des hospices de Montpellier qui est aussi l'un des professeurs de la faculté, ce qu'il pensait des résultats de la pratique dans les salles militaires des professeurs de clinique médicale, comparés à ceux obtenus par le médecin d'armée et il me répondit que c'était à peu près la même chose. Cette réponse me surprit d'autant plus qu'à mon arrivée ici, on m'avait beaucoup parlé des insuccès de mon prédécesseur dont je n'ai point à répondre des cholériques qu'il avait traités par le sulfate de quinine et des maladies de son service qui passaient à l'état chronique faute d'avoir été traitées assez énergiquement. Mais les étudians en médecine ont bien apprécié la différence de ces résultats, quoiqu'ils l'aient fait par induction seulement.

militaires traités dans l'hospice des cliniques de Montpellier et les fiévreux des deux services s'y trouvant
dans la proportion du tiers au quart de la totalité des
malades (1), il s'en suit nécessairement que les séjours d'hôpitaux des fiévreux sont bien moins longs que
ceux des blessés, vénériens et galeux en général (2);

15° Qu'il est sorti du service des professeurs de
clinique médicale, avec des congés de réforme, de
convalescence et des moyens de transport, un nombre
de militaires plus de quatre fois plus fort que celui
sorti des salles du médecin d'armée, quoique celui-ci
ait eu infiniment plus de maladies chroniques à traiter;

16° Que le médecin militaire a justifié la confiance
dont l'administration de la guerre l'a honoré en le
chargeant exclusivement du traitement de MM. les
officiers et des militaires détenus fiévreux. Pour ceux-
ci, il faut plus que des connaissances médicales ordi-
naires ; il faut savoir les guérir malgré eux, dans
certains cas, ou leur prouver qu'ils ne sont pas malades; et, quant à MM. les officiers, il fallait aussi
leur prouver qu'un médecin d'armée peut exercer
honorablement ses fonctions en présence d'un professeur de clinique médicale. Cela se fit en deux occa-

_____

(1) L'examen du mouvement journalier de l'hôpital où les
fiévreux sont communément du tiers au quart de la totalité, rend cette proposition incontestable.

(2) Voy. la dernière annotation du tableau G. pag. 125.

sions, les seules qui se soient offertes, en deux ans,
parce qu'elles furent très probantes (1);

<hr>

(1) Les voici. Le 24 juillet 1836, M. L***, âgé de 42 ans,
lieutenant au 24ᵉ de ligne, est reçu dans l'hospice Sᵗ-Éloi,
venant des hôpitaux de Bastia et Toulon, porteur d'un
anévrisme du cœur fort avancé. Le 1ᵉʳ août, il insiste
pour avoir une consultation entre le professeur de clinique médicale et moi. J'y consens volontiers avec l'intention
d'adopter tout ce qui sera conseillé contre un mal que je
jugeais irrémédiable. Deux larges vésicatoires aux cuisses,
les bouillons de consommé, les pilules avec le cyanure
de potassium, l'opium et l'extrait de valériane produi-
sirent des effets si fâcheux, un résultat si contraire aux
espérances du malade, qu'il fallut y renoncer de suite et
faire sécher au plutôt les vésicatoires. On concevra sans
peine que cet officier ne redemanda plus de consultation.
Le 26 septembre suivant il voulut aller rejoindre le dépôt
de son régiment à Tarascon où il succomba quelque temps
après.

L'autre officier, M. D***, âgé de 47 ans, capitaine réformé par ordonnance du 30 avril 1837, pour infirmités incurables, était entré à l'hôpital, le 20 avril, venant du
Nord de la France, dans l'espoir que le climat et la faculté
de Montpellier le guériraient d'une phthisie pulmonaire
fort avancée. En juin suivant, il eut avis de son admission à la retraite; et, dans cette position, il voulut être
traité, comme pensionnaire civil, par le professeur de
clinique médicale, ce à quoi je consentis en signant
son billet de sortie de mon service, pour le 9 juillet.
Un mois après, le 9 août, il succomba. La nécroscopie
justifia complètement le diagnostic que j'avais porté plus
de trois mois auparavant. Ce décès n'est mis en compte ni
dans mon service, ni dans celui du professeur de clinique.

17° Enfin tel est le grand avantage du calcul des probabilités dont nous avons fait application, que les chiffres ci-dessus considérés par nous comme troisième autorité donnent une force irrésistible aux deux autres, l'observation et l'induction, qui font la bâse de la théorie comme de la pratique de l'art de guérir, tel est disons-nous le grand avantage des chiffres ci-dessus, qu'ils peuvent être examinés, vérifiés par des élèves en médecine, par MM. les administrateurs des hospices de Montpellier, par les personnes les plus étrangères à la médecine et que les praticiens les plus versés dans cette science prêteront, nous osons l'espérer, une sérieuse attention aux observations et réflexions que nous publierons ultérieurement dans l'esprit de la doctrine que nous avons adoptée et appuyée sur la triple autorité des chiffres, des faits et du raisonnement.

Non, Messieurs, vous ne croirez pas :

18° Que, par l'effet du hasard, la proportion des guérisons aux décès, pendant *l'interim* de janvier 1836, est la même à peu près que pour les douze mois d'exercice du même praticien ;

19° Que, par l'effet du hasard, nous avons trouvé tant de maladies chroniques, irrémédiables, parmi les fiévreux dont la remise nous fut faite, le 29 janvier 1836 ;

20° Que, par l'effet du hasard, des onze militaires

décédés dans notre service, du 1er février au 1er juillet 1836, cinq nous furent remis et envoyés en entrant en fonctions, tandis que des cinq décédés à cette époque, dans la clinique médicale, pas un ne s'y trouvait au 1er février, ou n'y avait été traité précédemment;

21º Que, par l'effet du hasard, des dix militaires fiévreux entrés, le 26 août 1836, trois sont morts, tandis que dix autres fiévreux envoyés le lendemain dans le service du médecin ordinaire sont tous sortis guéris, quoique également atteints par l'épidémie régnante;

22º Que, par l'effet du hasard, quinze sous-officiers et soldats fiévreux entrés à l'hôpital, en août, septembre, et octobre 1836, sont morts dans le service de la clinique médicale, tandis que six seulement ont succombé dans le service du médecin ordinaire, bien que celui-ci ait reçu et traité un plus grand nombre de malades dans le même espace de temps. Voy. tabl. A. et tabl. C. ;

23º Que, par l'effet du hasard, sur 23 fiévreux décédés pendant le 2e semestre de 1837, seize sont morts dans le service de la clinique médicale et sept dans le service du médecin militaire. Voy. tabl. B. et tabl. C. ;

24º Que, par l'effet du hasard, sur six militaires fiévreux décédés en octobre 1836, un seul est mort dans le service du médecin ordinaire;

25° Que, par l'effet du hasard, sur quatre militaires fiévreux décédés en octobre 1837, pas un n'a
succombé dans le service du médecin ordinaire ;

26° Que, par l'effet du hasard, sur six militaires
fiévreux décédés, en novembre 1837, les deux seuls
morts dans le service du médecin ordinaire ont été
traités précédemment dans le service de la clinique
médicale ;

27° Que, par l'effet du hasard, les quatre-cinquièmes des décès, dans la clinique médicale, sont
produits par des maladies aigues, tandis que c'est le
contraire dans le service du médecin ordinaire ;

28° Que, par l'effet du hasard, sur douze militaires fiévreux décédés dans les cinq premiers jours de
leur entrée à l'hôpital, il s'en trouve trois seulement
dans le service du médecin militaire et neuf dans le
service de la clinique médicale (voy. les tabl. A. B.
et les chiffres de la pag. 111 tabl. E) ;

29° Que, par l'effet du hasard, sur onze militaires fiévreux décédés, après quatre-vingts jours et plus
de séjour dans l'hôpital, il s'en trouve neuf dans le
service du médecin militaire, deux dans le service
de la clinique médicale C, et pas un dans la clinique
médicale B. (Voy. les tabl. A. B. ou les chiffres de
la page 111 tabl. E.) ;

30° Que, par l'effet du hasard, la plus grande
mortalité, dans le service du médecin militaire, est
pendant les premiers semestres de 1836 et 1837 où

se trouvent les mois d'avril, mai et juin, pendant lesquels les malades atteints de maladies chroniques voyagent le plus volontiers, tandis que la plus grande mortalité, dans le service de la clinique médicale, est pendant les deuxièmes semestres de 1836 et 1837 où sont les mois de novembre et décembre peu favorables au transport des malades (voy. les chiffres de la page 109 tabl. C.);

31° Que, par l'effet du hasard, sur six fiévreux décédés parmi les militaires reçus dans une seule de nos semaines, du 23 au 30 avril 1837, voy. tabl. B., il y en a trois venus d'autres hôpitaux ;

32° Que, par l'effet du hasard, il y a quatre fois plus de militaires sortis du service de la clinique médicale avec des congés de réforme, de renvoi, de convalescence, avec des moyens de transport, que dans le service du médecin ordinaire ;

33° Que, par l'effet du hasard, le seul fiévreux mort des suites de la petite vérole dans notre service, est justement celui qui se trouvait à l'hôpital, depuis quarante-quatre jours, quand nous le vîmes pour la première fois ;

34° Que, par l'effet du hasard, six autres militaires succombèrent à la petite vérole, dans le service de la clinique médicale et pas un dans le service du médecin ordinaire, en deux ans (voy. tabl. D. et I.);

35° Que, par l'effet du hasard, il se trouve trois décès parmi les entrans d'un seul jour (26 août 1836) dans le service B. ; trois autres parmi les entrans d'un seul jour (30 octobre 1837) dans le service C. et jamais plus de deux décès parmi les entrans d'un jour , dans le service du médecin ordinaire.

Non, Messieurs, vous ne direz point que de pareils résultats sont l'effet du hasard , de circonstances fortuites , du bonheur. Vous y verrez , nous osons l'espérer, la supériorité d'une doctrine sur d'autres, l'heureuse association des chiffres , des faits et du raisonnement et la confirmation de notre proposition, savoir : *prouver par la triple autorité des chiffres , des faits et du raisonnement que celui qui sait le mieux traiter une maladie aiguë est le plus capable de prévenir son passage à l'état chronique et de prolonger le plus longtemps possible l'existence de celui qui souffre d'une maladie irrémédiable.* « *Sinite œgrotos ad me venire.* »

Telle est notre conviction que , sans prétendre que l'on ne puisse mieux faire, sans vouloir justifier les erreurs que nous avons pu commettre , sans exiger vingt-quatre mois consécutifs de travail , ni des comparaisons bâsées sur deux mille fiévreux , nous osons porter un défi d'émulation aux savans professeurs avec qui nous avons fait de la médecine pratique et leur proposer d'exercer pendant plus de trois mois consécutifs, comme nous l'avons fait du 25 août au 25 novembre 1837, sans avoir un seul décès dans l'hospice des cliniques de Montpellier , ou encore mieux , de soumettre à votre jugement , ou à celui

de l'académie des sciences, un travail conforme au
nôtre et à trois conditions : 1° qu'il soit établi sur
cinq cents militaires fiévreux au moins ; 2° que la
proportion des guérisons aux décès soit au moins de
25 à 1 ; 3° que la durée moyenne du dernier séjour
des décédés dans cet établissement soit de cinquante
jours au moins. Cette dernière condition nous paraît
la plus importante des trois, car c'est par elle que
l'on prouve avoir fait vivre le plus long-temps possible celui qu'il est impossible de guérir ; et que l'on
a gardé près de soi des malades que l'on n'a pas
voulu envoyer ou laisser aller mourir ailleurs.

Tel est, Messieurs, le mémoire que nous avons
l'honneur de vous soumettre en réponse à celui de
M. d'Amador sur le calcul des probabilités appliqué
à la médecine et que nous avons appuyé constamment sur l'observation, l'induction et le calcul judicieusement associés. Nous sommes parfaitement d'accord avec notre spirituel adversaire sur le mérite
et la valeur des observations et de l'induction. Mais
il soutient que le calcul des probabilités les exclut
ou ne peut leur être combiné ; et nous affirmons,
nous, que le calcul leur prête une force irrésistible, les erreurs de calcul ne se couvrant pas.
Il suppose, pag. 117 de son mémoire, que la catalepsie, certaines vésanies, le somnambulisme, etc.,
sont moins communs que les inflammations et nous
affirmons, nous, en nous servant de la doctrine

qui nous éclaire, en nous appuyant sur les observations tirées d'une pratique qui compte plus de
douze mille malades et plus de mille ouvertures de
corps, en nous appuyant sur la pathologie , sur l'anatomie , sur la physiologie, sur la thérapeutique , nous
affirmons que les inflammations aigues et chroniques
forment à elles seules plus de la moitié de toutes les
maladies connues.

Nous retranchons de ce travail le mémoire sur l'en-
téro-colite dysenterique que nous y avions ajouté pour
ne pas abuser du temps et de la bienveillante attention que vous avez bien voulu nous accorder. Permettez-nous , Messieurs, de terminer ces réflexions
par l'expression de nos sentimens de gratitude pour
la faveur dont l'académie nous a honoré. Telles suc-
cinctes et incomplètes que soient ces réflexions, à l'exclusion de toute observation de maladie , elles nous
paraissent suffisantes pour montrer la doctrine et les
principes qui nous dirigent et que l'usage des chiffres, loin de nous faire dédaigner les faits et l'induction, nous en fait mieux apprécier la valeur. Si ce
mémoire mérite votre approbation , nous aurons l'honneur de vous présenter , dès que votre opinion nous
sera connue , un projet d'études et de travaux à
faire dans plusieurs hôpitaux sur un même plan,
pour vous procurer tous les matériaux nécessaires à
la confection d'une statistique médicale sur une bâse
aussi large que solide , sujet le plus important qu'il

143

y ait en médecine, puisqu'il peut en même temps faire connaître la meilleure doctrine, éclairer la pathologie et la thérapeutique, puisqu'il est tout à la fois théorique et clinique et bien autrement digne de l'attention d'un corps savant que des discussions sur des doctrines sans fondement ou qui reposent sur une base trop fragile, sur des remèdes secrets sans valeur, quand ils ne sont pas nuisibles.

FIN DE LA DEUXIÈME PARTIE.

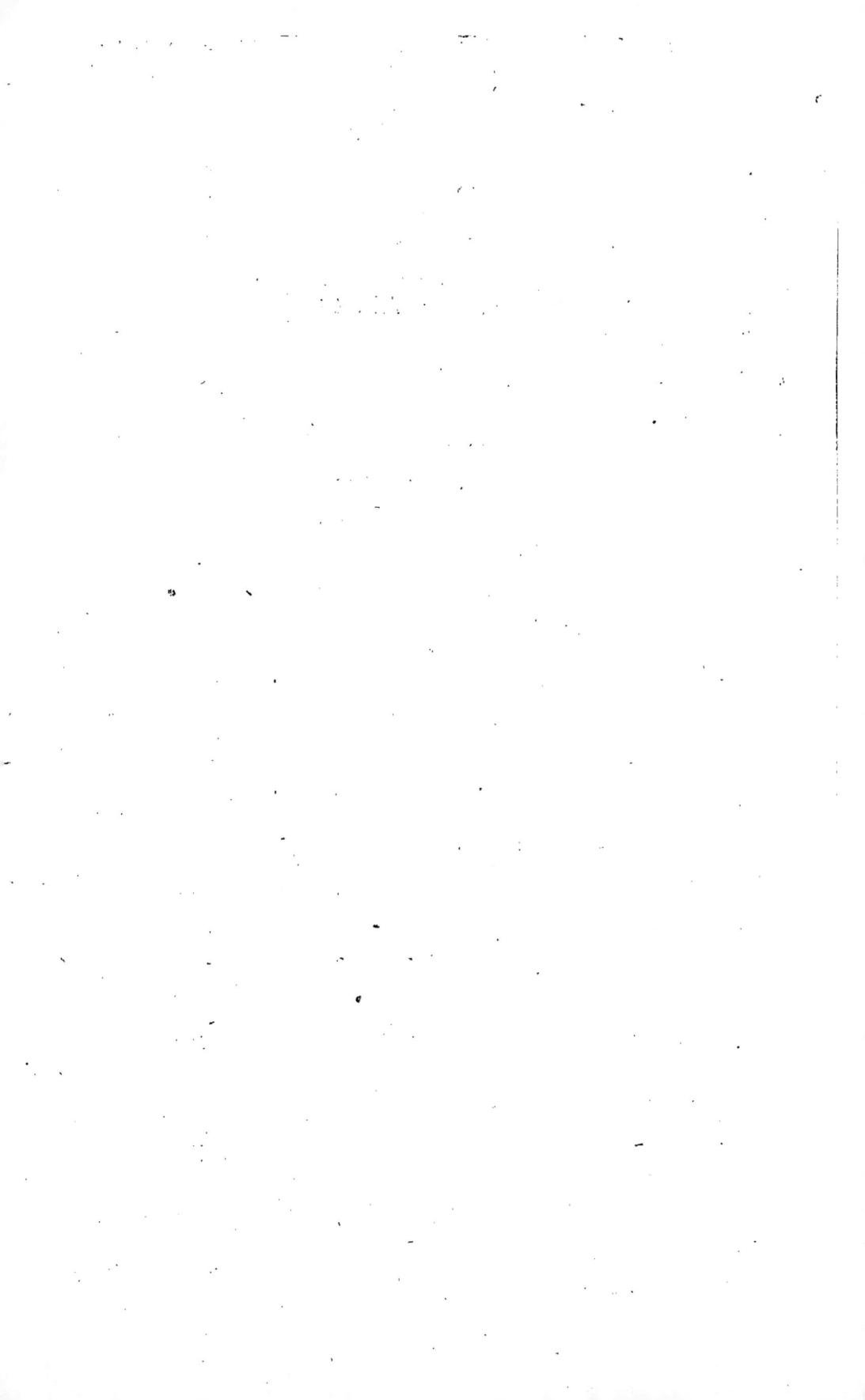

SUPPLÉMENT

§ Ier.

Preuves arithmétiques pour compléter la démonstration des guérisons obtenues plus promptement par le soli-disme que par deux autres doctrines médicales.

Le temps donné à l'impression de ce mémoire nous ayant mis à portée de recueillir des chiffres, des faits, des raisonnemens confirmatifs, comme cela devait être, de ce que nous avons dit précédemment, nous placerons ici les mouvemens de janvier et février 1838 avec la liste des maladies, en petit nombre, que nous avons traitées pendant cette période, pour compléter ce mémoire, pour ôter à M. d'Amador, si fécond en suppositions, la possibilité de supposer que notre majorité s'est changée en minorité, pour prouver irrévocablement qu'une vérité bien saisie, bien démontrée, ne peut que se fortifier par le temps et l'addition de faits nouveaux, comme nous l'avons

prévu le premier jour de notre entrée en fonctions dans
l'hospice Saint-Éloi, comme nous l'avons constaté
pendant vingt-six mois consécutifs d'expériences quo-
tidiennes, comme nous espérons enfin vous en avoir
donné tant de preuves incontestables.

D'ailleurs nous n'avons encore démontré arithmé-
tiquement, c'est-à-dire, d'une manière irrécusable,
que les deuxième et troisième termes de la proposition consignée dans notre avant-propos, savoir : que
la meilleure doctrine est celle 1º qui obtient la guérison dans l'espace de temps le plus court, 2º qui a
le moins de décès, 3º qui fait vivre le plus long-
temps possible les incurables.

Les résultats authentiques de la doctrine qui nous
guide sont tellement avantageux, ceux des doctrines
que nous attaquons si probans, qu'il nous semblait
qu'un lecteur impartial reconnaissant qu'il n'y a
pas le moindre doute dans la démonstration des deux
derniers termes de notre proposition, en conclurait,
par induction, que le premier est également juste.
Cela devrait nous dispenser d'un travail qui exige de
longues recherches et plus d'un millier d'additions.
Mais enfin, comme partisan du calcul des probabilités, nous n'avons pu nous arrêter devant cette
difficulté, ni passer dessus sans nous exposer à la
critique, aux objections d'un esprit qui, se plaçant
sur notre terrain, pourrait nous reprocher d'avoir
laissé notre travail incomplet, d'avoir reculé d'épou-

vante, comme dirait M. d'Amador, devant une de ses innombrables difficultés.

Nous allons donc présenter dans ce supplément l'addition de la totalité des journées d'hôpital fournie par la totalité des malades sortis après guérison de notre service, sauf quelques bien rares exceptions, depuis le premier février 1836, jusqu'au premier février 1838 (1); et diviser ensuite ce total des journées par celui des sorties, pour en tirer la moyenne.

Il serait superflu de revenir sur ce qui est écrit, page 120, touchant notre entrée en fonctions. Disons seulement pour le lecteur, médecin ou administrateur, étranger au service des hôpitaux, que les motifs qui nous ont empêché de prendre à notre compte les malades décédés, en janvier 1836, que nous n'avons jamais vus, nous empêchent aussi de compter les malades de ce mois sortis par billet, que nous n'avons pas vus davantage. Et si nous retranchons les sortis par billet de notre service, en février 1838, c'est afin de présenter une période juste de deux ans et de prévenir jusqu'à la possibilité de nous objecter d'avoir

(1) Pour éviter une longue perte de temps nécessitée par de minutieuses recherches sur quarante-huit cahiers de visite, j'ai fait faire ce travail et j'en ai vérifié l'exactitude.

forcé les sorties de ce mois pour avoir une proportion plus favorable , ce qui n'est point supposable
d'ailleurs, relativement à nos mouvemens d'hôpital
de 1836 à 1838, si vous vous rappelez ce que nous
avons écrit sur le grand nombre de maladies chroniques venues du dehors , sur les prolongations de
séjour à l'hôpital des militaires décédés. Cela impli-
querait contradiction avec des sorties avant terminaison de maladie, à moins de supposer que nous ne
savons pas distinguer une maladie qui offre des chances
de guérison de celle qui en a peu ou point du tout.
La première partie de notre proposition doit donc
être , comme les deux autres démontrées nettement
et d'une manière invincible , elle doit être présentée
avec autant de bonne foi que d'exactitude , facile à
vérifier , et solidement établie sur la triple autorité
des chiffres , des faits et du raisonnement.

Le lecteur convaincu que la doctrine dont nous
avons fait choix a produit plus de guérisons , plus de
prolongations d'existence que les deux autres doctrines
auxquelles nous l'avons comparée, va reconnaître de
plus que celle-ci a encore sur ses deux rivales l'important avantage de procurer la guérison dans un
espace de temps bien moins long, quoiqu'elle ait été
appliquée par nous un grand nombre de fois aux
maladies chroniques, trop souvent d'une durée illi-
mitée , d'une guérison impossible, quoiqu'elle ait dé-
daigné les petites ressources des moyens de transport

à l'aide desquels on envoye des militaires aux eaux minérales, en convalescence, en réforme, etc. Cet avantage est immense. Il suffirait à lui seul pour fixer l'attention des praticiens et des administrateurs.

Enfin, si les principes qui nous guident nécessitent dans leur application thérapeutique une matière médicale moins complexe, une pharmaceutique plus rationnelle, *beaucoup moins dispendieuse*, car la théorie qui nous éclaire ne se laisse pas facilement imposer les mille-et-une drogues que la cupidité et le charlatanisme produisent à l'envi et qui surchargent les corps savans, nommément l'académie de médecine; si la doctrine dont nous avons fait choix emprunte beaucoup à la médecine physiologique, les médecins militaires n'ont-ils pas raison d'être tous physiologistes (1), comme on leur dit par reproche ou par dérision? Et, si la médecine physiologique peut s'apprendre en vingt-quatre heures, comme l'ont avancé des déclamateurs plus familiers de l'ironie que de la raison et de l'équité, ne sont-ce pas de puissans motifs pour l'adopter? Apprendre en vingt-quatre heures la médecine physiologique, une théorie fondée sur l'anatomie, la physiologie et l'observation! Nous craignons bien plus que les recherches, les travaux auxquels nous nous livrons depuis vingt ans et l'aveu

---

(1) Nous avons cité pag. 80 une exception notable et nous pourrions en citer d'autres.

qu'il est possible d'obtenir des résultats plus favorables encore, n'épouvante des praticiens comme le
professeur dont nous avons combattu les opinions,
n'éloigne quelques médecins studieux et surtout ceux
qui préféreront à la doctrine que nous leur offrirons,
des théories fausses ou rétrogrades, parfois d'autant
plus admirées par les niais et les dupes qu'elles sont
plus inintelligibles, plus barbares, plus incendiaires.

Voici donc le mouvement des militaires traités dans
l'hospice des cliniques de Montpellier, fourni par le
bureau des entrées, mouvement qui complète celui
que nous avons présenté dans le tabl. G. et auquel
il est facile de le réunir sans rien changer toutefois
aux restans du 1er janvier 1836 et du 1er mars 1838.

De même, à l'égard du mouvement ci-dessous
des fiévreux dans notre service, vous pouvez ajouter
aux colonnes des entrés, des sortis et des morts,
pendant les années 1836 et 1837, ceux des mêmes
colonnes pour les deux premiers mois de 1838 ; et,
soit que vous examiniez les tabl. F., I. et K.
séparément ou réunis, c'est toujours le même résultat pour vingt-six mois.

TABLEAU J.

MOUVEMENT *des mois de janvier et février 1838, dans l'hospice St-Éloi.*

	Fiévreux.	Blessés.	Vénériens.	Galeux.	Totaux.
Restans le 1er janvier 1838....	23	51	43	8	125
Entrés dans les deux mois.....	88	43	59	15	205
TOTAL général..	111	94	102	23	330
Sortis dans les deux mois.....	70	43	51	10	174
Morts...................	5	2	»	»	7
Restans le 1er mars 1838......	36	49	51	13	149
TOTAL général..	111	94	102	23	330

JOURNÉES D'HÔPITAL :

D'officiers.........................670.

De sous-officiers, soldats et marins..7191.

TOTAL......7861.

DÉCÈS : 1° *Dans le service du médecin ordinaire ;*

Auger, Gab., fusilier au 61e de ligne, entré le 26 septembre 1837, mort le 4 janvier 1838 (100 jours), d'une entéro-pneumonite.

Antoine, François, sap., 1er du Génie, entré le 5 janvier 1838, mort le 16 janv. (11 jours), d'une encéphalo-méningite.

2° *Dans le service du professeur de clinique médicale ;*

Nusbaum, Jacq., carab., 15e léger, entré le 14 décembre 1837, mort le 13 janv. 1838 (30 jours), de phthisie pulmonaire.

Houchard, Jean, grenad., 61e de ligne, entré le 26 janvier 1838, mort le 31 janv. (5 jours), d'une lésion organique du cœur.

Deschamps, Jul., volt., 61e, entré le 24 février 1838, mort le 25 fév. (1 jour) dans le délire avec lequel il est entré à l'hôpital.

3° *Dans le service du professeur de clinique chirurgicale ;*

d'Hervas, Charles, Capit. au 4e dragons, entré le 14 janv. 1838, mort le 29 janv. (15 jours), de phthisie pulmonaire.

Razaire, Jean-Pierre, 1er can., 13e d'artillerie, entré le 19 février 1838, mort le 26 fév. (7 jours), d'une fracture comminutive avec saillie des fragmens.

Si vous ajoutez les 7 décédés dans ces deux mois aux 94 des deux années précédentes, vous aurez le total des 101 morts dont il a été parlé dans notre avant-propos, savoir : 50 dans la clinique médicale ; 38 dans les salles du médecin qui partage par tour de semaine la totalité des militaires fiévreux reçus dans l'hospice Saint-Éloi ; 2 parmi les malades traités exclusivement par ce médecin ; 9 dans le service de la clinique chirurgicale ; 2 cadavres portés en compte, pour mémoire seulement.

Si vous divisez les 7864 journées de janvier et février 1838, tabl. J., par les 181 sortis par billet ou morts, vous aurez pour moyenne 43 journées $\frac{78}{181}$ d'hôpital par malade, en compensant les journées non comptées des restans au premier janvier par celles des restans au premier mars, qui y sont comprises. Si vous comparez cette moyenne de 43 à celle de 33 1/2 fournie par les malades traités en 1836 et 1837, vous reconnaîtrez une différence en plus que nous attribuons aux maladies chroniques plus nombreuses venues du dehors, de l'Afrique surtout, et de plusieurs petits hôpitaux civils, aux retards de guérison occasionnés par le froid. A ces causes de prolongation, de séjour d'hôpital, si vous ajoutez celle d'une surveillance incessante pour prévenir des entrées illicites ou trop faciles dans l'hospice Saint-Éloi, cela vous donnera l'explication satisfaisante de la nature des maladies et des journées d'hôpital plus nombreuses.

TABLEAU K.

MOUVEMENT *des Fiévreux en janvier et février* 1838, *dans le service du Médecin ordinaire.*

DÉTAIL PAR GENRES DE MALADIE.	Restans le 1er janvier.	PENDANT 2 MOIS.			Restans le 1er mars.
		Entrés	Sortis.	Morts.	
Encéphalo-méningites (fièvres cérébrales)...	»	2	1	1	»
Angines, 1 compliquée de gengivite.........	»	3	2	»	1
Pharyngo-laryngite chr. très invét. et compl.	1	»	»	»	1
Laryngo-trachéites (3 compliquées de roug.) broncho-pneum. et pneumo-pleur. aig. (1).	5	15	16	»	1
Trachéo-bronch. broncho-pneum. pneumo-pl. chron.............................	1	1	1	»	4
Pneumo-pleurite chron. compl. d'entéro-périt.	»	1	»	»	1
Gastro-entérite confirmée................	»	1	»	»	1
Gastro-bronchite aiguë..................	»	1	»	»	1
Gastro-hépatite légère (ictère)...........	»	1	»	»	1
Entéro-col. chr. (dysenteries), 1 entéro-splén.	5	»	3	1	1
1 fièvre éphémère; 1 maladie indéterminée..	»	2	1	»	1
Fièvres intermitt. simp. récid. compliq......	»	13	12	»	1
Varioles confluentes (2).................	1	2	2	»	1
Rougeole compliquée...................	»	1	»	»	1
Erysipèle pustuleux au périnée...........	»	1	1	»	»
Rhumatismes (1 très invétéré)...........	»	2	1	»	1
Furoncles multiples....................	»	1	1	»	»
Dartre invétérée sur toute une jambe......	»	1	»	»	1
TOTAUX.............	13	48	41	2	18

(1) Trois des phlegmasies pulmonaires portées comme aiguës aux restans du 1er janvier, sont portées aux chroniques parmi les restans au 1er mars.

(2) Le varioleux restant est sorti le 10 mars, parfaitement guéri.

La proportion des guérisons à celle des décès , pendant les deux premiers mois de 1838 , pour la totalité des fiévreux , étant : : 13 4⁄5 : 1 ,

Et la proportion des guérisons à celle des décès , dans le service du médecin ordinaire étant : : 20 1⁄2 : 1 ,

La proportion des guérisons à celle des décès dans le service de la clinique médicale doit être :: 9 1⁄3 : 1.

Les deux fiévreux décédés dans le service du médecin ordinaire ont fourni 111 journées d'hôpital : moyenne 55 1⁄2.

Les trois fiévreux décédés dans la clinique médicale ont fourni 36 journées d'hôpital : moyenne 12. V. tabl. J.

Si vous ajoutez les 7861 journées portées au compte des 181 sortis par billet ou morts, en janvier et février 1838, aux 114628 journées portées au compte des 3421 sortis par billet et par décès, des années 1836 et 1837, tabl. G. ; vous aurez un total de 122489 journées qui, divisé par 3602, donnera pour moyenne 34 journées $\frac{21}{3602}$ par malade sorti ou mort , déduction faite des deux cadavres portés à l'hôpital.

Les 496 fiévreux sortis par billet, du service du médecin militaire, pendant les onze derniers mois de 1836, ont fourni 14153 journées d'hôpital ou 28 $\frac{181}{496}$ par malade guéri. Les 498 malades sortis par billet, du même service, pendant les treize mois sui-

vans, ont fourni 8677 journées d'hôpital ou 17 journées $\frac{211}{498}$ par malade guéri. Enfin toutes les journées
d'hôpital divisées par la totalité des sorties après
guérison, dans notre service, du 1er février 1836
au 1er février 1838, donnent pour moyenne 22 journées $\frac{962}{994}$ (1). Tous ces faits sont authentiques et ces
chiffres n'ont point une origine mystérieuse. Ils sont
tirés de nos cahiers de visite en dépôt dans les archi-
ves de l'hôpital et des mouvemens mensuels fournis,
faciles à reproduire par le bureau des entrées. Le
lecteur privé de ces deux moyens irrécusables de
contrôle, en trouvera facilement un troisième, sans
parler des preuves faciles à faire par le rapproche-
ment comparatif de tous nos chiffres. Notre tour de
semaine ayant fini le 31 mars 1838, il lui suffira de
confronter les dates d'entrée des malades portés sur les
tabl. J. B. A., et ailleurs avec celles des almanachs
de 1838, 1837 et 1836, en ayant l'attention préa-
lable de marquer d'un G. la dernière semaine de

---

(1) Ceci m'amène à dire que l'un des sortis par billet qui
m'a fourni le plus long séjour d'hôpital, est un sieur H***
entré, le 3 mars 1836, dans le service des blessés, d'où
il fut envoyé, le 26 juin suivant, par M. Serre, dans
mon service, où je l'ai traité jusqu'au 3 octobre, époque
de sa sortie de l'hôpital. J'ai pris à mon compte ce séjour
tout entier. Il en fut ainsi des vingt malades que M. Serre
fit passer, à différentes époques, de son service dans
le mien.

mars 1838, et de B. C. la semaine précédente., et
en alternant ainsi jusqu'en février 1836.

Ainsi il est évident que les autres militaires traités
dans l'hospice Saint-Éloi ont une moyenne de journées au-dessus de 34 qui est celle de la totalité des
malades, sans distinction de service. Toutefois, nous
devons rappeler ce qui est écrit à ce sujet dans le
tabl. G. et dans les conclusions, pages 133 et 134,
sur les causes de prolongation de séjour à l'hôpital
de plusieurs blessés et vénériens.

Si vous ajoutez les séjours de tous les décédés à
ceux des sortis par billet de notre service, cela aug-
mentera un peu la moyenne de nos journées d'hôpital. Au contraire, si vous ajoutez les séjours de
tous les décédés à ceux des sortis par billet, dans la
clinique médicale, cela diminuera un peu la moyenne
des journées. Ainsi l'addition des morts rend plus
forte dans un service, et plus faible dans l'autre,
la moyenne des journées d'hôpital. En d'autres termes : guérisons promptes, décès tardifs d'un côté ;
guérisons tardives, prompts décès, de l'autre. Telle
est la compensation. Veuillez l'apprécier et juger
si elle confirme ou non tout ce qui précède.

Lors même que votre scepticisme égalerait l'antipathie de M. d'Amador pour les chiffres, pour ce
qu'il y a de plus positif en tout, si vous avez constaté qu'il n'y a pas d'erreur dans nos calculs, vous

aurez dû reconnaître dans les chiffres, les faits et les raisonnemens qui s'y rapportent, que la doctrine qui nous a fait obtenir : 1° *la guérison dans l'espace de temps le plus court*, 2° *moins de décès*, 3° *la prolongation d'existence la plus longue*, est incontestablement supérieure à celles avec qui nous l'avons comparée. Nous avons donc complété la démonstration de cette proposition énoncée dans notre avant-propos et atteint le double but où nous visions, la solution de la plus importante question de médecine embrassant à la fois un des plus chers intérêts de l'humanité, la théorie et la pratique de l'art de guérir.

§ II.

Coup-d'œil numérique sur les maladies observées et traitées en mars 1838, suivi de réflexions confirmatives des faits et des chiffres précédens.

Comme nous l'avons dit, page 145, et pour mettre à profit jusqu'au dernier jour nécessaire à l'impression de ce mémoire bâsé sur les chiffres et les faits contenus dans les onze tableaux ci-dessus, nous allons y ajouter encore un aperçu comparatif de notre pratique en mars 1838, et compléter ainsi une période de vingt-sept mois consécutifs et un total de 3858 malades. Nous y joindrons l'addition des journées d'hôpital de la totalité des sortis par billet de notre service, en février et mars 1838, pour en tirer une moyenne ; plus l'énumération des malades réformés ou envoyés en convalescence, à l'époque du 4 avril, dans le service de la clinique médicale et dans celui du médecin d'armée ; plus deux faits confirmatifs de nos assertions sur la facilité d'affaiblir, de dissimuler le nombre des décès, relativement aux maladies chroniques; quelques mots sur la manière de procéder dans une visite d'hôpital; et enfin la récapitulation de ce que nous avons démontré de plus important dans ce mémoire.

En mars 1838, il y eut 106 entrans : 49 fiévreux⊂26 dans le service du médecin ordinaire, 23 dans la clinique médicale. 108 sortis par billet : 40 fiévreux ⊂ 16 dans le service du médecin ordinaire, 24 dans la clinique médicale. 5 morts : 4 fiévreux ⊂ 2 dans le service du médecin ordinaire, 2 dans la clinique médicale. Le militaire mort de pneumonite dans le service des blessés, entré le 23 janvier 1838, aurait dû être reçu dans la clinique médicale, s'il avait été envoyé aux fiévreux. Le sergent, maître armurier, mort dans notre service le 31 mars, dont il est fait mention ci-dessous page 177, aurait mieux fait de rester à Paris ; et nous avons dû entrer dans ces détails puisqu'il nous fut impossible de prolonger son existence de quinze heures de plus, pour n'en point parler dans ce mémoire.

Les 27 sortis par billet, en février 1838, de notre

service, ont donné 546 journées d'hôpital ou 20 journées $\frac{6}{27}$ par malade guéri. Nos 16 sortis, en mars, ont donné 367 journées ou 22 journées $\frac{15}{16}$. En sorte que nos 43 sortis dans ces deux mois ont donné 913 journées : moyenne 21 $\frac{10}{43}$.

Des 21 militaires à l'hôpital auxquels des congés de réforme et de convalescence furent accordés, le 4 avril 1838, il y en a 11 provenant du service de la clinique médicale, 5 du service du médecin ordinaire. Parmi ceux-ci, deux sont entrés avec des maladies contractées en Afrique, un autre, au sortir des hôpitaux de Perpignan, Toulouse, Narbonne ; le quatrième est sorti du service de la clinique médicale le 20 octobre pour rentrer dans le nôtre le 23 du même mois ; le cinquième a été traité deux fois par nous d'une phlegmasie pulmonaire. Celui-ci et l'un des deux venus d'Afrique, s'en iront à pied dans leurs familles, y consolider leur guérison avec leurs congés de convalescence. Nous doutons de pouvoir mettre un seul des trois réformés en état de se rendre dans ses foyers.

A raison des moyens divers à l'aide desquels on peut affaiblir la proportion des décès aux guérisons et compter comme guéris des militaires sortis avec des maladies chroniques irrémédiables ou même inévitablement mortelles, nous estimons moins les preuves de cette proportion isolée que celles de la plus

longue prolongation des maladies irrémédiables.
Quand ces deux sortes de preuves sont réunies, elles
ont beaucoup plus de valeur, de signification, que
l'une d'elles seulement. Ces assertions, comme toutes
les propositions soutenues dans ce mémoire, sont
appuyées sur des observations fort exactes, sur des
faits bien comptés, très faciles à produire, dont nous
ajournons la publication pour ne pas trop grossir cet
ouvrage, parce qu'ils seront mieux placés dans un
traité de médecine pratique.

Bornons-nous à en rapporter deux très probans,
à raison des réflexions que l'un suggérera à un praticien judicieux sur la différence excessivement remarquable des résultats obtenus par telle doctrine comparée à telle autre.

H***, grenadier au 61e de ligne, inscrit le 4e sur
le tableau J.,

entré à l'hôpital de Cette,	le 23	janvier	1837,
sorti.....................	le 10	mars	*id.*
entré à l'hôpital de Montpellier,	le 24	sept.	*id.*
sorti.....................	le 6	octobre	*id.*
rentré.....................	le 4	novem.	*id.*
réformé.....................	le 10	*id.*	*id.*
sorti.....................	le 10	janvier	1838.
entré à l'hôpital de Lunel...	le 10	*id.*	*id.*
sorti (1)...................	le 26	*id.*	*id.*

(1) Le 1er février 1838, quand je demandai dans le

rentré à l'hôpital de Montpellier le **26**. janvier **1838**.
mort.................... le **31**. *id*.   *id*.

De tous ces séjours d'hôpitaux, le dernier excepté,
le moins long fut celui dans notre service, du 24
septembre 1837 au 6 octobre suivant. L'observation
ci-dessous fut composée sur les notes recueillies pendant ce traitement de douze jours.

Hypertrophie du cœur compliquée de broncho-
pneumonite et de leucophlegmatie.

H***, âgé de **28** ans, d'un tempérament sauguin

---

bureau de l'hôpital St-Éloi, les mutations ci-dessus, on
me communiqua la note suivante : « Houchard arrivé
à Lunel, le 10 janvier au soir, par un temps très froid,
a eu pendant la soirée et durant la journée du lendemain, plusieurs accès très forts d'épilepsie. * Ensuite il
nous a offert tous les symptômes d'une gangrène par-
tielle des poumons. ** »

                          Lunel, 25 janvier 1838.

            Signé, docteur ALP. MÉNARD.

à M. le médecin en chef de l'hôpital m^{re} de Montpellier.

  * On a voulu dire sans doute des convulsions.
  ** D'après ce qui m'a été rapporté, on n'a trouvé aucune trace
de gangrène dans les poumons; et je le crois. — Ce militaire m'a-
t-on dit voulut absolument sortir de l'hôpital. C'est possible. Mais
quand un malade en délire veut se jeter par la fenêtre, doit-on
l'y laisser aller ; quand un malade demande un aliment ou autre
chose nuisibles, doit-on les lui accorder ?

lymphatique, grenadier au 61e de ligne, fut envoyé à l'hôpital, le 24 septembre 1837. Il se plaignait, d'un fort rhume qui datait de plus de trois semaines. Il avait les jambes, les cuisses et toute la peau infiltrées. Il éprouvait de violens battemens dans tout le côté thoracique gauche. Il ne pouvait marcher un peu vîte ou en montant sans être essoufflé et menacé de suffocation. Il avait la peau blanchâtre, luisante, la face bouffie, les jambes excessivement enflées, le soir surtout, une toux fréquente suivie d'expectoration muqueuse ; le pouls plein, tendu, fréquent. Sept mois auparavant, il avait passé 48 jours dans l'hospice de Cette pour une maladie semblable, nous dit-il.

Le 25 au matin, la gêne de la respiration étant très prononcée, le pouls plus plein, plus tendu, plus roide que la veille, le malade fut mis à l'usage d'une soupe aux herbes avec riz au lait le matin, d'une soupe au lait avec raisin le soir, de l'eau de gomme acidulée et d'une potion gommeuse. On lui fit sur le champ une saignée de bras de plus de seize onces.

Le 26 au matin, le sang présentait un petit caillot sans couenne jaunâtre, baignant dans une grande quantité de sérosité. Le malade avait beaucoup mieux et plus dormi que les nuits précédentes; sa respiration était plus libre. Infusion de bourrache et de pulmonaire miellée ; potion béchique ; deux ventouses mouchetées à la partie antérieure de la poitrine et un large cataplasme bien chaud pour la nuit.

Du 27 au 30, la toux, la difficulté de respirer, l'infiltration cutanée, celle des jambes surtout, disparurent avec une merveilleuse rapidité. Le malade urinait en abondance, son appétit devenait de plus en plus vif. Augmentation graduelle des alimens jusqu'au quart de la portion avec vin blanc matin et soir ; décoction d'orge oximellée et nitrée ; pommade stibiée en frictions sur la poitrine jusqu'au développement d'une éruption pustuleuse très étendue.

Dès le commencement d'octobre, l'infiltration souscutanée, la gêne de la respiration avaient disparu. H*** urinait encore très copieusement; sa toux, les symptômes d'hypertrophie les plus caractéristiques avaient aussi diminué sensiblement, en sorte que nous nous reprochions presque d'avoir vu cette maladie à travers un prisme exagérateur, tant sa guérison avait été prompte, tant la saignée et d'autres moyens secondaires avaient été efficaces. Le malade se considérant comme parfaitement rétabli, nous pressait de lui signer son billet de sortie. Il mangeait la demi-portion sans autre remède qu'une simple décoction d'orge oximellée et nitrée, et nous le laissâmes sortir de l'hôpital, le 6 octobre.

On a vu ci-dessus qu'il y rentra le 4 novembre suivant, dans le service de la clinique médicale où il fut réformé le 10, ce qui prouve que, dès ce moment, la maladie fut jugée irrémédiable. Il sortit de l'hôpital le 10 janvier et rentra ce jour-là dans l'hospice de Lunel dans un état désespéré.   11

Si nous avions à discuter la doctrine de notre choix dont les principes furent si heureusement appliqués au traitement antipléthorique qu'il ne faut pas confondre avec le traitement antiphlogistique dans ce cas-ci, il nous serait très facile de prouver que nous avons saisi aussi vite que bien rempli les indications thérapeutiques. Il nous serait bien facile de prouver la liaison intime du cœur et des poumons et comme les dispositions vicieuses, les altérations dites organiques de l'agent principal de la circulation, influent sur les fonctions de l'appareil respiratoire, sur la circulation lymphatique, sur les sécrétions, l'absorption, etc. Nos cahiers de visite attesteraient au besoin une guérison si remarquable par sa promptitude, par l'efficacité des moyens employés, et nous sommes fondés à dire que, sans le froid de la saison, la récidive survenue au bout de quatre semaines aurait été plus retardée.

L'autre fait concerne le capitaine T***, entré à l'hôpital, le 21 septembre 1837, pour un cancer à la face, sorti le premier décembre suivant, du service de M. le professeur Serre qui demanda pour cet officier un congé de convalescence de trois mois.

Le 18 février suivant, quand nous revîmes ce malade, hors de l'hôpital, pour lui délivrer un certificat tendant à lui faire obtenir une prolongation de congé, nous constatâmes sa position désespérée. Il mourut le lendemain, 19. La sortie ci-dessus du premier décembre, ne devrait pas compter parmi celles après guérison. Si ce décès avait eu lieu à l'hôpital, il serait rangé parmi ceux qui résultent de maladies chroniques irrémédiables, contre lesquelles nous n'avons à opposer que des palliatifs plus ou moins capables de prolonger l'existence le plus possible. Le calcul seul peut compléter la démonstration des raisonnemens tirés de ces faits et les erreurs de calcul, nous le répétons encore, ne se couvrent pas.

Les faits, les raisonnemens ci-dessus, toujours appuyés sur des chiffres, prouvent irrévocablement la supériorité du solidisme éclairé par la physiologie et l'histoire de la médecine, sur l'empirisme associé à l'humorisme, sur l'éclectisme même heureusement interprété. Les résultats pratiques de ces doctrines sont très probans, suffisamment démontrés. L'anti-numériste le plus outré, le théoricien le plus exclusif ne peuvent les méconnaître ou en faire honneur au hasard. Pour prévenir l'objection que l'on pourrait nous adresser de devoir les succès dont nous avons parlé au bonheur, à des circonstances fortuites, nous tracerons succinctement notre plan de conduite, la marche que nous suivons dans nos visites d'hôpital.

Nous voyons les entrans le plutôt possible. A l'aide du commémoratif et des symptômes actuels, nous tâchons de nous faire une idée juste de la maladie, d'en bien établir le caractère, le diagnostic, de la dénommer en conséquence. Ou bien nous ajournons sa qualification à une deuxième ou troisième visite, quand un premier examen ne suffit pas. Nous qualifions du nom d'*indéterminées* celles dont nous ne pouvons connaître ni la cause, ni le siége, ni le remède, et nous nous efforçons d'en restreindre le nombre le plus possible. Cela fait et les maladies étant, en général, d'autant plus faciles à guérir qu'elles sont moins anciennes, nous ne perdons pas de vue qu'il en est dont on peut obtenir la délitescence sans métastase, la résolution sans danger, qu'il y en a à périodes régulières, inévitables, que l'on ne peut troubler ou supprimer sans inconvénient ; et nous nous conduisons en conséquence. Les moyens simples sont mis en première ligne, employés d'abord, sauf les cas graves, afin d'en étudier les effets, d'observer si la nature nous seconde, se montre indifférente ou contraire, pour nous convaincre de la nécessité d'une médication plus active, pour juguler la maladie, quand on le peut, abréger sa durée, provoquer ou préparer son heureuse terminaison.

Un médecin guidé par une bonne doctrine, et non par la routine ou de faux principes, distingue bientôt un élève instruit, un collaborateur plein de sagacité auxquels il peut s'en remettre sur les soins à donner aux entrans dans un hôpital. Le succès du traitement dépend beaucoup de la justesse du premier diagnostic, du choix des premiers remèdes ; et, pour ces

raisons, la visite des entrans est bien plus longue que
celle des autres malades. Un jour, pressé par l'heure
à laquelle la visite doit commencer et par celle où elle
doit finir, lors de la prise de possession d'un service
de plus de cent-vingt fiévreux que nous n'avions
jamais vus, nous examinâmes très attentivement tous
les malades placés aux numéros impairs, à très peu
d'exception près, et les autres le lendemain. Un médecin chargé de plusieurs centaines de malades devrait
autant que possible, les classer par catégories d'affections morbides pour en confier une ou plusieurs à
des collaborateurs. La nature des maladies ou l'épidémie régnante présentent, dans ce cas, des indications
analogues que l'on remplit ordinairement avec des
moyens thérapeutiques tirés de la même classe. Ces
changemens doivent s'effectuer en entrant en fonctions
ou au commencement du mois avec de nouveaux
cahiers de visite. Sinon le médecin peut à peine s'y
reconnaître. Il s'en suit beaucoup de confusion dans
ses idées et dans ses cahiers.

Ceux du mois qui finit doivent être examinés pour
en extraire un résumé que l'on fait inscrire en tête de
la colonne d'observations sur les cahiers du mois pro-
chain pour les maladies les plus graves ou les plus
dignes d'attention, afin de savoir ce qu'on a fait, ce
qui reste à faire, comment on doit prévenir ou traiter
une maladie consécutive, surveiller la convalescence,
consolider la guérison, éviter une rechûte. Tout

cela est facile à un médecin attentif, exercé, à celui qui a l'habitude de dicter le matin ce qu'il importe le plus d'écrire dans les colonnes d'observations. Deux fois par semaine et dans le silence du cabinet, il revoit ses cahiers, compare, juge et compte les symptômes et les remèdes, le passé et le présent, pour en tirer sa règle de conduite à venir, pour ne pas tomber dans l'ornière de la routine.

Cette revue des malades sur les cahiers de visite, dans la solitude du cabinet, suggère au médecin des idées plus nettes, jette un trait de lumière qui dissipe l'obscurité de la maladie ou le porte à consulter les auteurs dont il peut disposer. Ces consultations là valent bien celles de vive voix faites dans la chambre voisine du malade en ville. S'il en est réduit à chercher dans le formulaire des hôpitaux de Paris, le médecin ne sait plus que faire. Ses recherches sont presque toujours inutiles, ses peines perdues ; car il n'accepte point ou très rarement ce propos banal : « le mal est au-dessus des ressources de l'art. » Il ne fait point à la médecine l'injure de lui donner pour limites le petit cercle de ses capacités. Plus ses inquiétudes sont grandes, plus elles sont d'un fâcheux augure. Il s'est tellement identifié avec son malade que les souffrances physiques sont pour l'un, la douleur morale pour l'autre. Plus le médecin est mécontent, plus il a de dépit, de mauvaise humeur, contre les choses, contre les hommms, contre sa propre

famille, contre lui-même, plus le danger est immi-
nent. Enfin la mort met un terme à cette lutte ter-
rible. Le mal de l'un a cessé, la douleur de l'autre
fait place à la juste curiosité de savoir si l'ouverture
du corps lui fournira *un certificat de décharge* ou *une
leçon profitable pour l'avenir.*

Le vrai médecin est comme un avare insatiable :
jamais satisfait. Il veut entasser guérison sur guérison.
Il a toujours l'œil sur ses malades, crainte que la mort
ne lui en dérobe. Ce serait un supplice continuel,
sans parler de la contention d'esprit, de l'action
simultanée de tous les sens, nommément du toucher,
de la vue, de l'ouïe qui obligent un médecin à tout
voir, tout entendre, tout dire, tout ordonner dans
l'espace d'un moment, ce serait un supplice continuel,
si ces tortures n'étaient rachetées par la supériorité
d'instruction puisée dans de bons livres, par les
services rendus aux malades, par les découvertes
faites sur les cadavres. Qu'il est heureux l'homme qui
sauve son semblable prêt à tomber dans l'abyme ! Mais
plus heureux encore le médecin qui dispose habile-
ment des ressources d'un art conservateur en faveur
du malade qui va périr. Celui-ci doit son salut au
courage, au dévouement, au talent réunis, l'autre
le doit le plus souvent à une seule de ces qualités.
Parmi les cent-et-un morts inscrits ci-dessus, quelques-uns, spécialement Ducloux, tabl. A., et Mouret
tabl. B., auraient pu être sauvés en faisant un peu

plus ou un peu mieux , mais dans le millier de guérisons compensateur des quarante décès, plusieurs ,
croyez-le, n'auraient point été obtenues avec des
agens thérapeutiques moins judicieusement appliqués
ou différens. Plusieurs militaires auraient péri infail-
liblement , s'ils avaient été traités autrement dans le
cours de leurs maladies, pendant leurs convales-
cences ou dans leurs rechûtes.

Nous avons vu bien des ouvertures de corps d'individus qui de leur vivant avaient été traités sous
l'influence d'une mauvaise doctrine. Nous en avons
rétiré d'utiles leçons , car , on a , vous le savez ,
des yeux de lynx pour les méprises d'autrui. Nous
sortîmes de l'amphithéâtre plus confians , plus fermes,
mieux éclairés sur nos principes : notre thérapeutique en fut perfectionnée , nos malades s'en ressen-
tirent. Nous vîmes les lacunes des ouvrages de pathologie et de clinique où il n'est presque jamais rien
dit du traitement de la convalscence , du traitement
des rechûtes ou récidives, du traitement des affections
morbides qui précipitent presque constamment la
catastrophe des maladies chroniques. Presque toutes,
on le sait trop peu , ne sont point primitives , mais
consécutives de maladies aigues mal ou incomplétement terminées. Nous avons cherché vainement dans
les auteurs la théorie descriptive des transformations
d'irritations sympathiques ou secondaires en inflammations idiopathiques, prédominantes. Nous avons appris,

revu ou reconnu tout cela à Montpellier. Là, comme un spéculateur excité par l'indécision, les faux calculs de ses concurrens, nous nous sommes livré à des entreprises hardies suivies d'un plein succès. Nous avons projeté et exécuté en raison de l'accroissement de nos fonds en guérisons, de notre crédit, de l'augmentation de confiance, le plus beau titre d'honneur d'un médecin, quand elle est méritée. Là, comme un industriel infatigable, nous avons recueilli, coordonné une multitude d'observations, mis en œuvre nos matériaux, dans l'espoir d'en trouver l'écoulement par la presse ou autrement, et d'ajouter notre grain de sable à la construction de l'édifice immense d'une bonne doctrine médicale dont tant de laborieux ouvriers s'occupent depuis trois mille ans. Tel fut le *hasard* qui nous a favorisé et le secret de notre bonheur depuis quinze ans. Nous adjurons les nombreux témoins de nos visites du matin dans l'hospice St-Éloi, de dire s'ils nous en ont vu manquer une seule à l'heure réglementaire, pendant vingt-sept mois.

Voilà comme un médecin doit compter ses visites et non pour savoir combien d'écus elles lui vaudront. Les malades guéris, les parents des défunts, feraient beaucoup mieux dans l'intérêt de la science et de l'humanité, pour le leur propre, de demander au médecin l'histoire ou l'observation de la maladie qu'il a traitée, au lieu du mémoire de ses honoraires.

Indépendamment du talent, de l'expérience, du

tact médical acquis par des études si soutenues, par
des travaux si prolongés, le médecin y trouve encore
le grand avantage de savoir distinguer soit par l'examen des cahiers de visité, soit dans une ou deux visites
d'hôpital, soit par des ouvertures de corps ou mieux
à l'aide de ces trois moyens d'investigation réunis,
quelle doctrine est suivie, quels principes sont appliqués, quels résultats sont obtenus. Cela doit être fait
pour les progrès de la science et pour l'intérêt des
malades, sans éclat, sans ostentation, sans blesser
l'amour-propre, sans exciter la controverse, l'interminable controverse, l'envie ni les récriminations.

Voilà pourquoi nous demandâmes par écrit à M.
l'Inspecteur-Général de l'université de France, avant
qu'il ne fît sa visite dans l'hospice des cliniques de
Montpellier, d'assister à l'une de nos visites du matin,
d'examiner nos cahiers, n'ayant point alors de cadavres à lui présenter. Notre demande fut éludée, non
accueillie. Le savant passa comme un inspecteur
d'armes suivi d'un nombreux état-major. Il est sans
doute plus difficile que nous ne nous l'étions imaginé,
de juger, de bien juger la pratique d'autrui. On peut
être chimiste fort habile, physicien très exercé sans
savoir apprécier, compter des maladies, sans savoir
faire ni montrer à faire une visite d'hôpital pour le
plus grand bien des malades, pour la plus solide instruction des élèves. Et plus tard nous fûmes vivement blessé en lisant dans le rapport à M. le Minis-

tre de l'instruction publique, que la clinique médicale ne peut se faire parfaitement dans la faculté de Montpellier, parce que le médecin militaire y SOIGNE les militaires atteints de maladies internes, la clinique médicale se trouvant ainsi réduite pour la faculté à un très petit nombre de malades civils.

Le lecteur sait actuellement que les militaires fiévreux sont *soignés* par MM. les professeurs de clinique médicale. Nous nous en référons à son équité pour dire comment ils sont *soignés* par nous. Nous dirons ailleurs à quoi tient la pénurie de malades civils, le manque de cadavres, ce qui résulte de la *prodigalité* des remèdes par les bureaux de bienfaisance, inconvéniens des plus graves pour l'école justement célèbre qui en souffre et auxquels on pourrait rémédier.

Récapitulons. Deux grandes questions de science et d'humanité, de théorie et de pratique, ont été discutées, démontrées invinciblement, nous l'osons dire. En poursuivant leur examen, avec des chiffres, des faits et des raisonnemens fortifiés les uns par les autres, nous avons rencontré une question d'administration fort importante aussi, quoique moins afférente à nos attributions et nous en avons donné la solution arithmétique aux pages 151, 152, 154, 155 ci-dessus. Tel fut l'objet du travail entrepris et terminé dans l'hospice des cliniques de Montpellier, en présence des philantropes de la commission administra-

tive de cet hospice, des professeurs d'une école
justement célèbre, d'élèves pleins de sagacité, res-
pectueux pour leurs maîtres, amis zélés des découvertes utiles et du progrès en médecine. Telle est la tâche
que nous avons osé entreprendre, en nous appuyant
toujours sur la triple autorité des chiffres, des faits
et du raisonnement.

Tous ces chiffres sont assez forts, assez probans
à eux seuls pour se passer maintenant de l'observation,
de l'induction avec lesquelles nous les avons fait
marcher. Voilà pourquoi nous réservons les faits et
les raisonnemens à l'exposé de la doctrine, à l'œuvre
toute pratique que nous soumettrons ultérieurement
au jugement des médecins, à l'étude des néophites
des fausses théories pour la plus rationnelle, qui ne
s'épouvantent pas des chiffres, mais de la confusion,
de l'anarchie qui existent dans les théories et dans
la pratique de l'art de guérir. La plupart des principes de cette doctrine sont connus, mais trop peu
connus, trop restreints, mal ou faussement appréciés.
Aussi, disons-le par anticipation, nous avons élargi
et consolidé la bâse de la doctrine dont nous avons
fait choix, qui nous guide depuis quinze ans.

Nous n'avons pu différer plus long-temps la publication de ce travail auquel nous avons ajouté des
chiffres, des faits et des raisonnemens depuis son
envoi à l'académie trop souvent empêchée de répondre aux appels de tant de praticiens distingués. Nous

le publions à l'instigation de l'habile professeur dont nous avons combattu les hypothèses et les principes subversifs de la pathologie et de la thérapeutique, autant que pour repousser, comme ne nous regardant pas, les reproches adressés, dans des actes publics, à notre prédécesseur absent. Si le professeur Faure a eu tort de traiter des cholériques par le sulfate de quinine à haute dose, s'il a eu des résultats pratiques inférieurs à ceux de la clinique médicale, c'était à lui et non pas à nous qu'il le fallait dire. Nous regrettons surtout d'avoir entendu, le 18 mai 1836 (1), à la discussion publique d'une thèse sur la pleurésie, d'avoir entendu dire au très érudit auteur *des systèmes en médecine* que, si notre estimé prédécesseur avait eu tant d'épanchemens pleurétiques parmi les malades de son service, cela provenait de ce qu'il traitait par des agens thérapeutiques impuissans, insuffisans, les pleurites et pneumo-pleurites qui précédaient ou compliquaient ces épanchemens.

Ces assertions nous firent présumer que l'on en dirait autant de nous absent ; et voici comment nous dévançons de telles imputations.

---

(1) Le chirurgien-major qui subissait cette dernière épreuve pour obtenir le titre de docteur fut renvoyé, ajourné comme on dit, lors de son deuxième examen. Tous les médecins et le public surtout ne peuvent assez remercier de sa juste sévérité l'école célèbre sur l'indulgence de laquelle des officiers de santé militaires ont trop souvent compté.

pneumo-pleurites aigues, si vous savez prévenir toutes les transitions à un état chronique désespérant, pourquoi avez-vous eu si souvent recours aux moyens de transport, aux congés de convalescence, etc ? Toutes ces questions, vous le voyez, sont bien autrement médicales que celles de savoir s'il pleuvra demain ou pourquoi un champ de vigne donne de meilleur vin qu'un autre, comme nous le demande le professeur d'Amador, pages 27, 76, 116 de son mémoire. Toutes nos questions reposent sur des faits authentiques. Elles sont essentiellement pratiques. Leur solution est de la plus haute importance. Elles dominent de beaucoup les considérations personnelles dont nous n'avons pu les séparer. Au moment, 10 avril, où nous voyons la première épreuve de cette feuille, trois faits nouveaux témoignent en faveur des précédens. Les voici : L***, capitaine au 61e de ligne, mort, le 8 avril 1838, d'une pneumo-pleurite qui datait de plus de cinq ans et qui était compliquée d'hydropisie, lors de sa dernière rentrée à l'hôpital, le 2 janvier 1838 (96 journées, G.). R***, 2e sapeur au 1er du génie, mort, le 9 avril, d'une broncho-pneumonite suivie de pneumo-pleurite et d'anasarque. La première de ces maladies avait 15 mois de date, quand ce militaire sortit de l'hôpital, le 20 octobre 1837, pour rentrer dans notre service, le 23 (168 journées, G.). Voy. ci-dessus pag. 159. P***, sapeur au 1er du génie, entré à l'hôpital le 21 février 1838, réformé le 4 avril suivant, dans le service de la cli-

nique médicale, sorti par billet le 10, rapporté au
bout de trois heures dans un état de suffocation immi-
nente. Des chiffres et des faits si multipliés, comptés
depuis le premier jour de notre entrée en fonctions
jusqu'à celui de la mise en presse de cette feuille,
ne permettent pas de douter qu'il nous eut été facile
de diminuer au moins d'un quart le nombre de nos
décès dans l'hospice des cliniques de Montpellier, à
l'aide des moyens de transport, des congés de convalescence, de réforme, etc. Mais nous n'aurions pu
vous présenter une moyenne au-dessus de 51 jours
d'hôpital par décédé, dans notre service, double de
celle de la clinique médicale, v. p. 131 ; et vous
savez pour quels motifs nous considérons ce résultat très significatif, comme le plus important de tous
ceux sur lesquels nous avons appelé votre attention.

C'en est assez pour le triomphe d'une doctrine sur
ses rivales. Si nos sentimens d'estime et de déférence
pour les savans praticiens, avec qui nous partageons
le service de l'hospice Saint-Éloi, ne sont pas mieux
exprimés, c'est que nous tenions bien plus au fond
qu'à la forme de ce mémoire, c'est que les chiffres
ne permettent pas d'amortir ou de cacher la violence de leurs coups. Quand il en serait autrement,
qui oserait le faire pour masquer les grands intérêts
que nous avons mis en cause, les importantes questions que nous avons traitées, ou blâmer nos efforts
pour le triomphe de la meilleure doctrine.

Puissent tous les médecins l'examiner sérieusement et la prendre pour guide dans leur pratique, ou nous en montrer une plus rationnelle : puissent les vénérés professeurs dont nous avons combattu les principes, reconnaître que notre travail repose sur deux questions de science et d'humanité infiniment supérieures à toute autre considération et que nous ne nous sommes jamais écarté des égards qui leur sont dus, de l'estime qu'ils nous inspirent : puissent les magnétiseurs, les homoëopathes, les universaux, ne pas s'en prendre à nous plus qu'à nos collègues sur le peu d'accueil fait à leurs théories ; puissent les argumentateurs ne pas trop nous en vouloir, l'interminable controverse, les inutiles ou scandaleux débats, en venir aux chiffres.

Encouragé par les témoignages publics d'estime que nous valurent les comptes-rendus de notre pratique et des productions littéraires, encouragé par les éloges particuliers, trop flatteurs sans doute, de l'illustre secrétaire perpétuel de l'académie royale de médecine (1), des savans secrétaires généraux des académies médicales de Lyon, Marseille, Toulouse et autres, nous entrâmes dans l'hospice des cliniques

---

(1) Je crois devoir en donner au moins une preuve dans la copie littérale que voici :

Paris, ce 18 avril 1831.

MONSIEUR ET TRÈS HONORÉ CONFRÈRE,

L'académie a reçu avec le plus vif intérêt, comme au

de Montpellier avec une grande défiance de nos forces, avec des souvenirs de gratitude pour un aussi honorable patronage, avec le désir d'en mériter la continuation. Nos succès dans l'hôpital d'instruction de Strasbourg, dans celui de Paris où nous passâmes seulement quelques mois (1), l'honorable tâche qui

---

reste tout ce qui lui vient de vous, votre manuscrit intitulé : Abrégé de l'Histoire de la Médecine depuis son origine. .... Des commissaires ont été nommés pour l'examiner. Aussitôt qu'ils auront fait leur rapport, je m'empresserai de vous en donner connaissance et de vous transmettre les remercîmens qui vous sont dus. Je ne doute pas que ce grand travail, joint aux mémoires que vous rappelez et dont l'académie se souvenait très bien, ne vous mérite le titre de correspondant que vous ambitionnez. En attendant je fais mettre votre lettre en réserve pour la replacer sous les yeux de la compagnie lorsqu'elle s'occupera de nouvelles élections.

J'ai l'honneur d'être, etc., etc.

Le secrétaire perpétuel,

Signé : E. PARISET.

à Monsieur Gasté, médecin de l'hôpital militaire, à la Rochelle.

(1) J'étais arrivé au Val-de-Grâce depuis le mois de juillet quand eut lieu le concours de 1818, entre de nombreux compétiteurs dont seize avaient été couronnés précédemment. Des quatre vainqueurs de cette lutte honorable (v. le tom. 5ᵉ des mémoires de médecine militaire) deux donnèrent leur démission et un autre est mort. Je n'oublierai jamais avec quelle joie, quelle effusion de cœur, mon excellent condisciple, aujourd'hui le digne professeur Bégin, vint m'annoncer, le 16 février suivant, que nous venions d'être nommés ensemble, à l'hôpital du Gros-Caillou.

nous fut imposée de représenter dignement la médecine militaire à Montpellier, étaient de puissans motifs
d'émulation. Là, nous nous mîmes à l'étude, comme
il y a vingt ans dans les deux autres facultés de
France, cette fois-ci avec des résultats infiniment
plus importans et promptement jugés. Nous profitâmes
des lumières qui brillaient autour de nous ; et, pour
n'en citer qu'un exemple qui sera consigné dans notre
essai de clinique médicale, nous appelâmes en consultation l'homme au génie chirurgical, le professeur
Lallemand, près de l'un de nos malades dans la cuisse
duquel il fit immédiatement et avant que le pus n'y
fut formé, sept incisions profondes qui le sauvèrent.
Un médecin moins exercé que nous aurait très probablement traité et vu périr ce sergent du génie,
d'une *fièvre dite essentielle.*

Pour nous, la route fut bientôt tracée. La sévérité
du raisonnement dut bannir les jeux de l'imagination : l'austérité des chiffres exclure l'arbitraire des
suppositions. Bien convaincu d'avoir raison quant
au fond de notre travail, nous fîmes jusqu'à l'impossible pour lui donner des formes incapables de
blesser qui que ce soit, car nous n'en voulons à
personne. Quinze années d'exercice avaient impri-
mé à notre pratique une meilleure direction. Elle
était guidée par une doctrine dont chaque jour nous
révélait la supériorité, par une expérience se forti-
fiant de plus en plus, par les erreurs des doctrines

professées sous nos yeux, publiquement jugées sur des comparaisons journalières. De bien rudes épreuves ayant détruit des espérances fondées, et la cause de nos mécomptes restant enveloppée d'un voile impénétrable, nous cherchâmes des distractions dans de fortes études, dans des travaux prolongés. Dans le soulagement des maux d'autrui, nous avons trouvé celui des nôtres et acquis la conviction que le méchant est un esprit étroit et mauvais calculateur dont l'astuce se découvrira tôt ou tard. Pour prévenir le dégoût, pour ranimer une émulation défaillante, tous nos soins et notre enthousiasme n'eurent qu'un seul but : celui de résoudre par la triple autorité des chiffres, des faits et du raisonnement la plus importante question de médecine.

Voilà pour le passé. Nous avons aussi des dettes à solder au présent ; car, pour nous, la reconnaissance est une dette de cœur dont nous payons l'intérêt avec exactitude*, quand nous ne pouvons l'acquitter. Nous en devons surtout et beaucoup au premier administrateur de la 9e division militaire, ainsi qu'à MM. les généraux qui l'ont commandée et qui la commandent, pour les précieux témoignages d'estime et de bienveillance dont ils nous honorent. Puissent les chiffres et les faits ci-dessus justifier leurs rapports favorables, leurs pressantes sollicitations, ainsi que leur confiance dans le médecin dont ils ont fait choix et mis les soins à un prix très élevé.

Sous le point de vue purement scientifique, ce travail doit recevoir aussi l'approbation des honorés chefs à qui nous en avons soumis quelques fragmens, dans nos rapports au conseil de santé des armées. Les encouragemens, les précieux témoignages d'estime, l'intérêt plein d'affection dont MM. Broussais, Larrey, Pasquier, nous ont honoré constamment et depuis notre entrée en fonctions dans l'hospice St-Éloi, nous font espérer qu'ils accueilleront bien l'exposé complet d'une pratique sanctionnée plusieurs fois par eux. Cette opinion émise par des juges aussi compétens que praticiens éclairés, nous fait espérer de plus que le public appréciera cette manière inusitée jusqu'ici d'appliquer le Calcul des Probabilités à la Médecine. Nous lui présenterons un essai de clinique médicale fondée sur le solidisme et éclairée par l'histoire de la médecine, dès qu'un plus grand nombre de fiévreux nous aura mis à portée de compléter un travail de quinze années d'études, d'observations choisies parmi plus de douze mille malades et plus de mille ouvertures de corps, travail dont celui-ci est comme l'introduction. « *Sinite ægrotos ad me venire.* »

FIN.

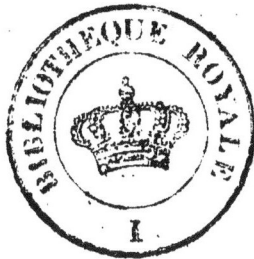

TABLE.

SUPPLÉMENT.

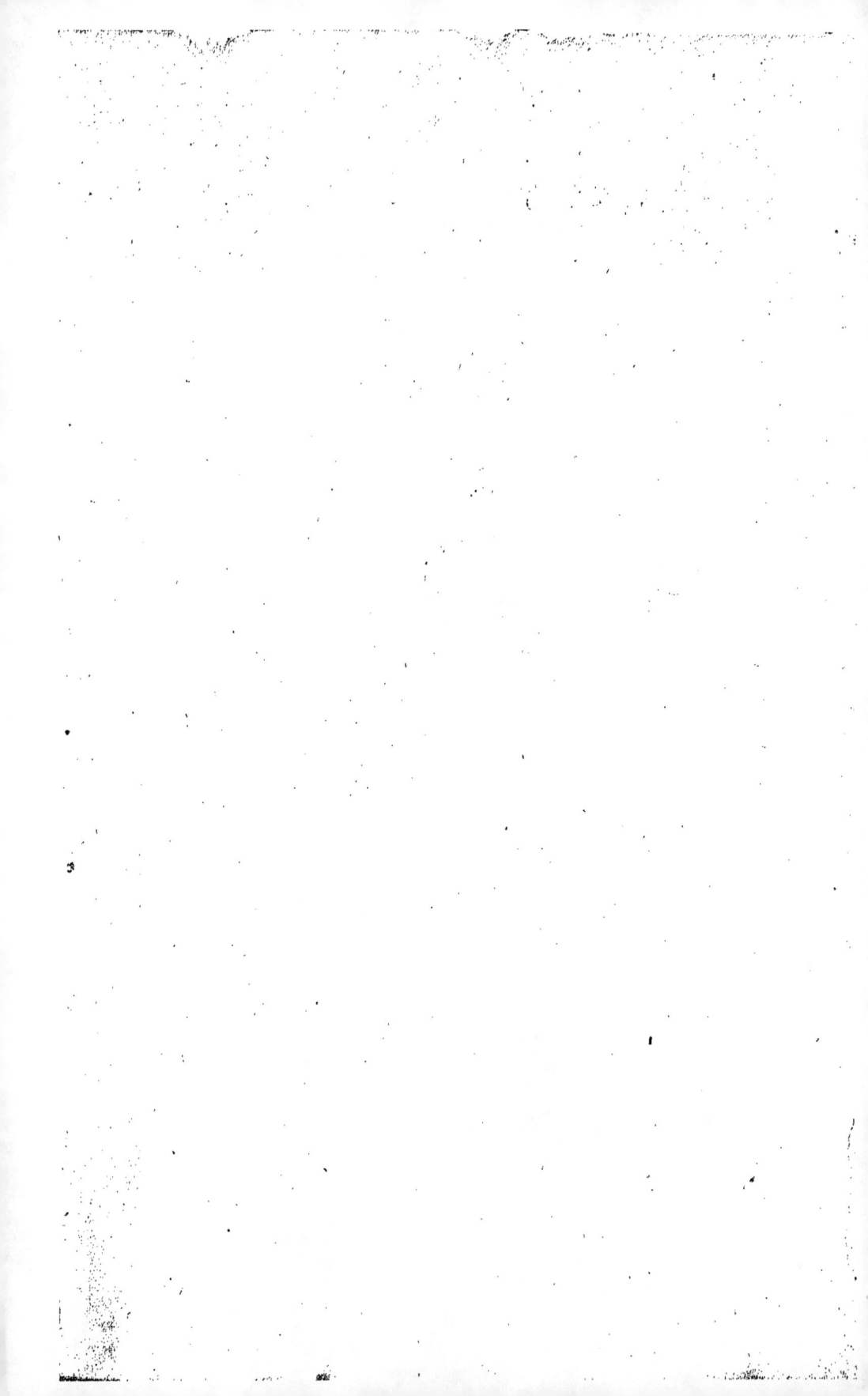